第3辑

中西医结合慢性病防治指导与自我管理丛书

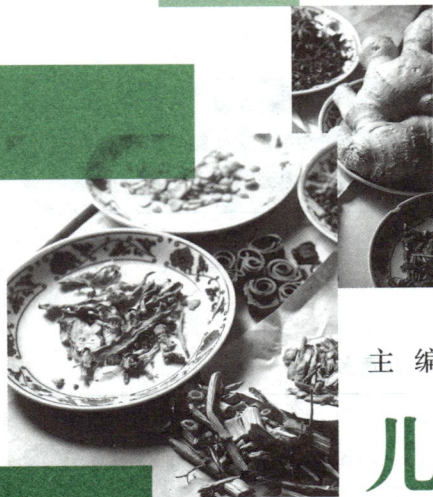

U0725975

主编◉韩新民

儿童多动症

人民卫生出版社

图书在版编目（CIP）数据

儿童多动症 / 韩新民主编. —北京：人民卫生出版社，2017
ISBN 978-7-117-25217-1

Ⅰ. ①儿…　Ⅱ. ①韩…　Ⅲ. ①儿童多动症－诊疗
Ⅳ. ①R748

中国版本图书馆 CIP 数据核字（2017）第 240682 号

人卫智网　www.ipmph.com　医学教育、学术、考试、健康，
购书智慧智能综合服务平台
人卫官网　www.pmph.com　人卫官方资讯发布平台

儿童多动症

主　　编：韩新民
出版发行：人民卫生出版社（中继线 010-59780011）
地　　址：北京市朝阳区潘家园南里 19 号
邮　　编：100021
E - mail：pmph @ pmph.com
购书热线：010-59787592　010-59787584　010-65264830
印　　刷：河北博文科技印务有限公司
经　　销：新华书店
开　　本：787 × 1092　1/32　印张：3.5
字　　数：57 千字
版　　次：2017 年 10 月第 1 版　2025 年 2 月第 1 版第 4 次印刷
标准书号：ISBN 978-7-117-25217-1/R · 25218
定　　价：20.00 元

儿童多动症

主　编　韩新民

副主编　孙继超　雷　爽

编　委　（按姓氏笔画为序）

　　　　王店云　苗　竞

　　　　倪新强　郭玉清

前言

儿童多动症，又称注意缺陷多动障碍（attention deficit hyperactivity disorder，ADHD）。本病是一种儿童时期较常见的神经发育障碍性疾病，以学龄儿童为多，其表现与同龄儿童发育水平不相称，主要临床表现为注意缺陷、活动过度和冲动三大核心症状。常伴学习或工作困难、情绪和行为方面障碍，但智力正常或基本正常。其症状及其功能损害可以持续到青春期甚至成人期，对个人、家庭及社会造成严重影响。该病的发病率逐年上升，有研究指出青少年犯罪中儿童多动症的诊断居多，因此，该病已成为儿科、儿童精神科等多领域专家共识的重要的公共卫生问题。

随着互联网知识的普及，患儿家长、学校老师对儿童多动症认识也不断地提高，一些"问题儿童"也找到了原因所在。但是，仍有很多家长及老师对儿童多动症缺乏系统的认识，有的家长急于求成，对治疗效果期望太高，"拔苗助长"；也有的家长对治疗缺乏信心，放任孩子，导致孩子辍学甚至走向违法犯罪之路；有的老师在教育此类儿童时方法不当，导致孩子厌学，出现更多的行为问题。怎样预防多动症的发生？如何判别自己的孩子是否患有多动症？多动症的日常护理有哪些？多动症的孩子饮食有什么忌宜？治疗多动症的专家有哪些，哪里可以找到他们……或许从《儿童多动症》一书中，您可以找到答案。

儿童多动症属于慢性病的范畴，其治疗和管理是漫长的过程，是需要临床医生、学校老师以及儿童家长共同携手去解决的问题。本书以问答的形式，通俗易懂的语言将儿童多动症的相关知识呈现在普通读者面前。全书包含5个部分，即：基础知识导航、个人调理攻略、名家防治指导、药食宜忌和医患互动空间，每个部分各有侧重。基础知识导航着重对疾病的发展史、症状表现、发病机制及诊断的相关知识进行阐述；个人调理攻略重点讲述儿童多动症的饮食、药物、家庭及社会管理的原则；名家防治指导涵盖了目前为止儿童多动症的西医和中医、药物和非药物的防治方法；药食宜忌在药物和食疗方面给多动症儿童家长予以指导；医患互动空间聚焦了家长常见问题，给予解答，并且提供了国内知名中医专家工作的医院和联系方式，方便患者就诊。

本书旨在为广大的社会读者普及儿童多动症的相关知识，并给关注儿童多动症的家长提供一个比较全面的防治指导。在其写作过程中学习和参考了前人和当代专家的一些宝贵经验，在此表示感谢。由于科学研究水平所限，儿童多动症的病因和发病机制至今尚未完全明确，所以本书有些问题没有完全阐明，敬请谅解。

时代在前进，科学在发展，医学在进步，随着中西医工作者的不断努力，研究的不断深入，儿童多动症相关问题必定能够解决，必将造福于儿童多动症孩子。

希望本书对从事儿科，尤其是对儿童多动症有兴趣的相关人士有所裨益，为多动症儿童家长提供参考价值，也希望为所有关心儿童多动症的老师及社会人士提供相关专业知识，为儿童多动症孩子服务！

韩新民

2017年7月于南京

目录

一、基础知识导航

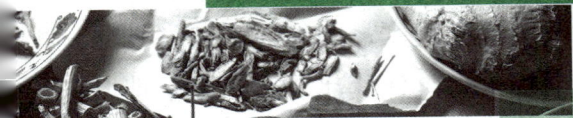

（一）什么是多动症

儿童多动症，亦称注意缺陷多动障碍（attention deficit hyperactivity disorder，ADHD），是一种儿童时期较常见的神经发育障碍性疾病，近年普遍认为该病是具有生物学基础、执行功能明显受损的神经发育障碍。本病起病于学龄前（通常于7岁前），主要表现为与年龄不相称的活动过度、注意缺陷、冲动任性三大主症，可伴有认知障碍和学习困难，患儿智力正常或接近正常。

多动症患儿存在不分场合的活动过多，不但在玩的时候、在家里活动过多，在课堂、到亲朋好友家、到门诊都表现出活动过度，明显异于同性别同年龄儿童。多动症儿童由于存在注意力缺陷，他们很难保持较长时间的注意去从事某一活动，在课堂上不能集中思想听老师讲课，一节课听10分钟左右就坚持不下去了，很容易开小差，甚至干扰别的同学，放学后做作业也难以集中注意力，稍有干扰，立即离开座位，循声而去，因此一点作业每每需要父母多番催促，最后也多虎头蛇尾，难如人意。多动症儿童由于存在行为反应抑制缺陷，冲动控制能力差，因此遇事冲动，做事鲁莽，稍不如意即大吵大闹、打人毁物，极易滋生事端，老师多反映这类孩子难管理，亲朋邻里多反映孩子不懂礼貌、教养差，父母也是一筹莫展。

（二）多动症知多少

1. 儿童多动症的患病率

儿童多动症的患病率因研究人群、地域、评估者、使用诊断标准的不同而有所差异。目前国际上较为公认的本病患病率为3%～9%，男孩的患病率高于女孩，二者的比例为（9～2）：1。本病患病率随年龄增长而下降，城市高于农村，而家庭功能不良、低社会经济阶层、有发育性损害或慢性躯体疾病患者更易患本病。我国报道的学龄儿童多动症患病率为4.31%～5.83%，男女之比为（9～4）：1。对于各亚型的患病率，陈顺珍（2004）调查了9162名学龄儿童，发现儿童多动症总患病率为4.25%，其中注意缺陷为主型占42.42%，多动冲动为主型占23.65%，混合型占33.13%。随着社会环境、生活方式及饮食结构的改变，家长、教师及医生对多动症认识的提高，多动症的患病率及确诊率也呈逐年上升趋势。

2. 认识儿童多动症经历的过程

人们对于多动症的探索，最早可追溯到19世纪中叶，1845年德国医生霍夫曼（Hoffmann）即把儿童的活动过度作为病态来描述。1932年Kramer和Pallnow以"儿童活动过度综合征"报道了本病。1947年Strauss和Lehtinen认为这类症状与脑损伤有关，因此命名为"脑损伤综合征"。1949年Gesell和Amatruda明确提出"轻微脑损伤"（minimal brain damage，简称MBD）这一诊断名称。1962年在英国牛津召开的国际儿童神经病学研讨会上，提出在本病的病因尚未明确之前，暂时保留MBD的诊断名称。世界卫生组织（WHO）出版的《国际疾病分类》第8版ICD-8（1969）、第9版ICD-9（1977）及第10版ICD-10（1989）认为该病以多动性症状为主，命名为"多动性障碍"（hyperkinetic disorder）。而美国精神病学会（APA）出版的《精神障碍诊断和统计手册》第3版，即DSM-Ⅲ（1980）认为本病的主要症状是注意障碍，故命名为"注意缺陷障碍"（attention deficit disorder，简称ADD）。对于伴发明显多动症状的，命名为"注意缺陷障碍伴多动"（attention deficit disorder with hyperactivity，简称ADDH）。进一步研究发现多动也是本病的主要症状，故DSM-Ⅲ-R（1987）又改称为"注意缺陷多动障碍"（attention deficit hyperactivity disorder，简称ADHD）。《精神障碍诊断和统计手册》第4版，即DSM-Ⅳ（1994）仍然命名为注意缺陷多动障碍（ADHD），同时将本病分为两维度三亚型，即多动/冲动为主型、注意缺陷为主型和多动/冲动及注意缺陷混合型，认为注意缺陷明显而多动并不明显时，仍然可以诊断为本病。DSM-Ⅴ（2013）延续了ADHD的命名，保留了两组症候群，即注意缺陷与多动，但描述上有些变化，增加了疾病严重程度的描述。中华医学会精神科分会颁布的《中国精神疾病分类方案与诊断标准》（第3版），即CCMD-3（2001）仍称本病为"多动障碍"。虽然ADHD这一命名包括活动过度和注意缺陷两方面，较为全面，现今国际上有关教科书、期刊和文献资料较多称本病为ADHD。然而，"儿童多动症"这一名称为我国儿童精神科和其他学科所惯用，并易于被广大患儿家属所接受，故仍习称本病为"儿童多动症"。

3. 西医认为儿童多动症的病因

儿童多动症病因较为复杂，至今尚未明确，可能与以下因素有关：

（1）遗传因素：多项研究表明本病是具有复杂遗传特征的家族性疾病，平均遗传度约为0.75。分子遗传学研究显示本病与多巴胺系统、去甲肾上腺素系统、5–羟色胺系统、儿茶酚胺类代谢酶基因等有关。

（2）脑损伤因素：母孕期、围生期及出生后各种原因所致的轻微脑损伤可能是部分患儿发生本病的原因。但并非脑损伤均存在于任一多动症患儿，也不是所有脑损伤的儿童都患多动症；许多患儿并没有脑损伤的证据，有病例对照研究表明，有明显脑损伤证据的仅有10%。

（3）神经解剖及生理生化因素：研究发现本病患儿存在胼胝体、尾状核和小脑体积的减小，及尾状核、额区、前扣带回代谢减少；中枢神经系统成熟延迟或大脑皮质的觉醒不足。同时，本病还可能与中枢神经递质（如多巴胺和去甲肾上腺素）代谢障碍和功能异常有关。

（4）家庭社会心理因素：早期智力开发过度，学习负担过重，不良的社会环境、家庭环境，如经济过于贫穷、父母感情破裂、性格不良，教育方式不当（如过分溺爱、暴力式教育）等均可增加儿童患本病的危险性。

（5）其他因素：本病可能与锌、铁缺乏，血铅增高有关，食物添加剂可能增加儿童患本病的危险性，但目前尚未有直接的证据显示这些因素与多动症发病有关。

4. 中医认为多动症的病因

通过近30多年来中医药对多动症的研究，我国的中医学者对本病的病因有了较明确的认识，认为本病的病因主要是先天禀赋不足、后天护养失当、产伤、外伤及情志失调。

（1）先天禀赋不足：先天之精，禀受于父母，如果父母的健康状况不佳，特别是精神神经系统健康欠佳或母亲孕期感受外邪，精神、营养失调，可致子女先天不足，其中尤以肝肾虚弱者多见。小儿"心常有余、肝常有余"，肾阴不足，水火失济，水不涵木而致心火易炎，肝阳上亢，出现注意涣散，多动冲动，烦躁易怒等症状。

（2）产伤、外伤及病后失调：分娩时有难产、产伤、窒息病史，或头部外伤史，可导致患儿气血瘀滞，经脉不畅，髓海失充，心肝失养而神魂不安；或小儿罹患其他疾病，如感染、中毒、高热、抽搐、昏迷，由于疾病所伤或病后失养，造成气血不足或气血逆乱，使心神失养，神不安藏，或致脏腑虚损，阴阳失调而阴虚阳亢。

（3）饮食因素：脾为后天之本，小儿"脾常不足"，乳食不知自节，择食不辨优劣。如果饮食营养不当，生冷不节，易损伤脾胃；若过食肥甘厚味，则酿生湿热痰浊，阻滞气机；或过食辛热炙煿，则积热化燥，致心肝火炽，均可扰乱心神。

（4）情志因素：小儿脏腑娇嫩，形气未充，神气怯弱，稚情稚志，其神易动，其志易往，易惊易怒。若环境不良，教育不当，溺爱放纵或挨打受罚，委屈不悦，所欲不遂等，皆会影响肝之疏泄功能，致使肝失条达，气郁化火，而心神受扰；或因学业负担重，思虑过度，损伤心脾，脾失健运，心失所养，亦致性情不稳，意志不坚，神思涣散。

（5）生长发育影响：儿童在生长发育阶段，肾精尚未充足，肾气亦未旺盛，而生长发育迅速，阴精相对不足，故易出现阴不制阳，阳盛则多动的现象。

5. 中医认为多动症的病机

中医认为多动症是精神、思维、情志兼病，其病机特点在于阴阳平衡失调，脏腑功能失常。阴静不足而阳动有余；五脏之中，尤以心肝脾肾最为密切。多动冲动以心肝火旺、痰火内扰为主；注意缺陷以心脾两虚、脾肾不足为多。本病病性为本虚标实，多以肝肾不足为其本，心肝火旺为其标，或可兼痰浊、痰热、瘀血。

6. 儿童多动症的发病年龄

儿童多动症大多数起病于 3～4 岁，更确切地说应该是父母察觉到孩子与其他同龄儿不同时的年龄。据相关文献报道，本病起病年龄范围从幼儿期到11岁。DSM-Ⅳ儿童青少年工作组对门诊就诊的4~17岁的儿童多动症患儿380例，采用临床诊断访谈量表（clinical diagnostic interview scale, CDIS），与父母面谈，分析起病年龄标准（＜7岁）的效度，发现多动、冲动为主型的患儿，平均起病年龄为4.21岁，有98%符合年龄标准；混合型患儿平均起病年龄为4.88岁，82%符合年龄标准；注意缺陷为主型的患儿平均起病年龄为6.13岁，57%符合年龄标准。

7. 不同年龄儿童多动症表现有所不同

不同年龄的多动症患儿，其临床表现存在差异。幼儿期本病以多动为主要表现，和正常儿童的活泼好动难以区分，但随着年龄增长而逐渐减轻，至青少年期可能只有坐立不安的主观感受。青少年期多动症以注意力集中困难为主要临床表现，并导致明显的学习成绩低下，且随年龄增长而症状逐渐加重，是青少年就诊的主要原因。由于青春期发育和环境因素的影响，亲子冲突、愤怒情绪、攻击、违抗更明显，易发展为品行障碍、药物或酒精滥用、青少年违法，积极治疗可以阻断继发问题的发生，防止不良结局。多动症尚可持续到成人期，"成人多动症"的概念于1976年提出，除具有儿童多动症的核心症状外，还伴随品行障碍、对抗性障碍、反社会人格、物质滥用、广泛性焦虑及心境障碍等，最终导致社会功能受损。

8. 多动症的临床表现有性别差异

不同性别多动症患儿的临床表现存在差异。流行病学研究发现，本病男女患病率之比为（9～4）：1；而女孩多动症的患病率较就诊率低，反映出家长和教师对女孩多动症症状的认识不足。Gaub对女孩多动症的文献进行荟萃分析，发现男女儿童多动症症状的共同之处为：冲动性、学习成绩和社会功能差、精细运动不协调、父母受教育水平低和多伴有抑郁情绪等。同时发现，男女多动症患儿在行为问题上表现出以下差异：女孩多动症以注意力不集中为主要表现，多动程度较轻，伴随品行问题较少，外化行为（攻击、违纪）发生率低，但有较严重的智力受损，伴随的焦虑和学习困难相对较多，预后不佳。由于女孩外向性问题不如男孩明显，不易被家长和老师发现，但她们有更多的认知损害，应引起临床医师的关注。分型诊断的应用，可以使更多的女孩纳入诊断，避免漏诊。

9. 儿童多动症的危害

儿童多动症可造成患儿学习、情绪和人际关系三方面的障碍，如不能得到及时有效的治疗，70%可持续到青春期，约30%可持续到成人，可引起品行障碍、反社会人格、药物滥用、抑郁症甚至犯罪等，其风险是正常人的5～10倍。有学者通过对1292名违法犯罪少年的调查，发现其中有978名在学龄期曾被诊断为儿童多动症，患病率为75.53%。

（1）对个人的影响：多动症儿童在学习上由于注意缺陷，不能专心，逐渐导致学习困难；在行为上不能自控，冲动任性，易与人发生争吵，甚至走上犯罪道路。因教师批评、家长打骂和同学们冷遇，会逐渐产生各种心理问题。成年后由于文化水平不高，人际关系不好，社会适应能力差，也较易产生各种问题。

（2）对家庭的危害：多动症儿童由于注意缺陷，上课不能专心听讲，甚至干扰其他同学，学习成绩差，因此，家长经常受到老师的"关照"。孩子成绩差，冲动任性，经常和别人发生争执，甚至经常顶撞父母等长辈，使父母操碎了心，也无济于事，有的甚至对家长产生对抗、仇恨情绪，影响家庭和睦。

（3）对学校的危害：在学校里，多动症儿童经常扰乱课堂秩序，打架斗殴，偷窃破坏，成绩低下，即使老师花很大精力也收效甚微。如果一个班多几个这样的孩子，则教学质量必然受到影响，使老师特别恼火，总想让他们留级，甚至把他们开除。

（4）对社会的危害：多动症儿童如不及时治疗，到成人后由于自控能力差，冲动，可表现为学业荒废、攻击性、反社会行为、社会适应不良、打架斗殴等，甚至走上犯罪道路，影响社会的安定和谐。

10. 儿童多动症的共患疾病

共病即共患疾病，是指个体患有两种或两种以上的特定疾病，这种情况可以是一种疾病引起另一种疾病，也可以是独立存在两种疾病。近年来研究发现，儿童多动症常共患对立违抗障碍、品行障碍、学习障碍、心境障碍、焦虑障碍、抽动障碍、语言发育障碍等。有报道显示，儿童多动症共患对立违抗障碍者占35.2%，共患品行障碍者占25.7%，共患学习障碍占6%～92%不等，共患焦虑障碍者占25.8%，共患抑郁障碍者占18.2%，共患抽动障碍占7%。有着共病的多动症儿童比单纯多动症儿童社会功能损害更严重，在治疗上更困难。

11. 认识多动儿童的活动过度

多动症儿童的活动过度，是与年龄发育不相称的活动过度，即与同年龄、同性别大多数儿童相比，活动水平超出了与其发育相适应的应有水平，在需要安静下来或需要有秩序的场合表现得更为突出。多动症儿童的多动，具有以下几个特点：①多场合性，不但在玩的时候多动，在教室上课、在家学习做作业、到医院就诊、到需要安静的公共场所都表现出活动过度，难于安静。②持续性，他们从幼儿期就表现出活动过多，在一天中的不同时刻也都如此，睡眠时也可能不安宁，往往从床的这一头转到另外一头。③控制性差，多动症儿童的活动过度难以控制，难于接受环境的约束，任父母打骂，老师批评都改不了。这种活动过度，主要表现为躯体运动过多、小动作过多和语言过多，表现为体力与脑力活动不相称，在需要脑力活动时易于疲劳。

12. 认识多动症儿童的注意障碍

多动症儿童的注意障碍主要表现在注意的集中性、稳定性和选择性等特征上的异常。正常儿童在不同年龄阶段注意集中的时间不同，随着年龄增长而逐渐延长。一般来说，2~3岁时专注时间为10~12分钟，5~6岁达12~15分钟，6岁以上儿童神经系统自制能力的发育可以成熟到80%，可以自我控制静坐听讲至少20分钟，初中生的学习动机和目的更为明确，他们更能独立地、专心一意地去完成自己的学习任务，在良好的教学环境下，注意力的稳定性一般保持在40分钟左右。此外，由于知识经验的积累和扩大，他们注意的范围和注意分配的能力也有相应地扩大和提高。青春初期学生注意力的发展一般已达到成人的水平。在从事自己感兴趣的活动时，注意力集中的时间明显地超过上述范围。多动症儿童的专注时间明显缩短，甚至在从事他们自己喜爱的活动时，专注时间仍然短于上述范围。因此，他们很难维持较长时间注意去从事某一活动，每节课听5~10分钟后就坚持不下去了，做事往往有始无终。有听觉注意障碍者，上课听课特别不专心，幼儿期也不喜欢听故事，平常别人对他讲话，似听非听，因此，这些患儿难以服从指令完成任务，甚至要大人连续不断地发出命令时才开始去执行命令。上课或在家做作业时，只要听到有一点声响，他的注意立即循声而去。这种注意力易分散与注意力的选择性差有关，不能从同时感觉到的各种刺激中选择性地对某些刺激发生反应而忽视另外一些刺激。由于分心，对于要完成的学习或工作任务，总是粗心大意，差错百出。尤其是一些需要有耐心去观察和完成的细节性任务更容易出错。

13. 认识多动症儿童的学习困难

多动症儿童常因注意缺陷和活动过度而导致听课质量差、做作业不认真、粗心大意等学习困难，从而出现不同程度的学习成绩下降：有的患儿成绩很差，可能不及格，有的患儿成绩能达到班级的中等水平。学习成绩下降的时间也不一致，有的在入学后就出现，多数在三年级以后出现，少数在初中才发生。Barkley报道，多动症儿童约90%学习成绩差；标准化成就测验得分比同龄儿低10%~15%；标准化智力测验智商比同龄儿低7%~15%；有阅读障碍者占21%，拼写障碍者占6%，计算障碍者占28%，以及其他障碍（如书写障碍）。

14. 感觉统合失调

1969年美国心理学家、南加州大学的爱瑞丝博士（Dr. Jean Ayres）提出了感觉统合（sensory integration，SI）理论。人通过不同的感觉（视觉、听觉、味觉、嗅觉、触觉、前庭觉和本体觉等）从环境中获得不同的信息，传入大脑，在大脑皮质各区之间进行有效的分析和组合后，形成了感觉-认知－协调－运动的高级行为模式，对感觉的事物形成全面、完整的认识，这种感觉刺激信息进入大脑并在大脑内有效组合的过程，就叫感觉统合。当受到先天或者后天不良因素的干扰，使感觉刺激信息不能在大脑中进行有效组合时，则身体不能和谐有效地运作，这就称为"感觉统合失调"（sensory integrative dysfunction，SID）。感觉统合失调可造成的行为失常包括：好动不安、注意力不集中、笨手笨脚、严重害羞等，影响其生活和学习。国内文献报道，存在感觉统合失调的儿童中，各种运动协调失衡的约占28%，学习困难的约占31%，ADHD约占41%，可见感觉统合失调与多动症、学习困难有密切的关系。而国内学者研究发现ADHD儿童发生感觉统合失调率占61.7%~84.3%，因此，对ADHD儿童进行感觉统合训练是有依据的。

15. 多动症儿童的感觉统合异常表现

多动症患儿常见的感觉统合异常表现有以下几类：

（1）感知觉异常：多动症儿童智力并不比正常儿童差，但是许多患儿感知觉表现异常，如阅读、书写困难、辨别左右困难、精细调节困难等。

（2）学习困难：该现象往往在孩子进入小学后

表现明显，年级越高学习困难表现越明显。注意力不集中导致学习方法和技能掌握不好，成绩往往低于正常同龄儿童。

（3）眼－手协调能力差：如拍球不灵活，打乒乓球接球不好，不会系鞋带或动作笨拙，投球不准，写字常把"p"和"q"、"b"和"d"混淆不分。

（4）自我评价低：由于注意力不集中，导致学习技能掌握不全，学习成绩低下，加之服从组织纪律性差，时常受到家长及老师的批评，导致自信心不足，自我评价不高。

（5）合作性差：多动症儿童常常不能按照指令和规则去做事，平素脾气急躁，我行我素，冲动任性，这导致他们在同龄的孩子中不受同伴喜欢。

（三）多动症常用评估量表

在多动症的诊断治疗中进行心理评估是必须进行的，儿童行为评定量表是常用的儿童行为评估方法，采用问卷的形式，由父母、老师或儿童自己按照指导语的要求逐项作答，通过将结果与常模相比，来了解儿童行为是否有偏离，为儿童多动症的诊断、治疗及疗效评定提供了一个相对客观的、数量化的辅助工具。常用于儿童多动症的评定量表有：①Conners 评定量表，是目前最常用的儿童多动症行为评定量表，主要包括父母用症状问卷（parent symptom questionnaire，PSQ）、教师用评定量表（teacher rating scale，TRS）和简明症状问卷（ASQ）三种形式，常用前两种，适用于 3～17 岁的儿童。进行 PSQ 评定时，不必认真思考，只是根据一般的印象评估即可，也没有必要一定在父母双方商量或讨论后进行评定。TRS 评估时，老师要与学生有至少 2 个月的接触时间，反映儿童在学校环境下的行为表现。②Achenbach 儿童行为量表（child behavior checklist，CBCL），是目前国际上最常用的儿童行为评定量表之一，用于多动症不仅可以了解多动症的症状，还可以评估共病情况，主要适用于 4～16 岁的儿童。③SNAP–Ⅳ量表，是近年来国际上较常用的评定工具，可作为多动症诊断的辅助工具，用于筛查和评估。筛查得分阳性者再根据诊断标准进行诊断，也可以使用 SNAP–Ⅳ评估确诊多动症儿童的症状严重程度，用于症状基线评估、治疗效果与症状改善程度评估等方面。量表具体内容请参见相关资料。

（四）多动症的诊断

多动症的诊断需要依靠对症状识别、体格和精神状况检查、必要的心理行为评估后，才能给出诊断。评估量表可以协助诊断，但是评估量表代替不了诊断标准。家长、教师通过量表对孩子进行打分判断，结果往往不一致，需要把双方的资料结合起来使用。家长或老师可以通过以上评估量表初步判断孩子是否属于儿童多动症，一旦判断孩子可能属于儿童多动症，建议尽早就诊，由医师做出最终诊断。目前，国际上常用的多动症诊断标准有：ICD-10、DSM-Ⅴ、CCMD-3三个诊断标准。确诊后应尽早进行干预，一方面可以降低治疗的难度和成本，提高治疗的效果；另一方面能够减少多动症问题对儿童其他方面的负面影响（诸如行为问题、学习困难、人际交往问题等）。

1. 世界卫生组织《国际疾病分类》第10版（ICD-10）多动性障碍诊断标准（1989）

注：对多动性障碍做研究用诊断需肯定存在异常水平的不注意、多动不宁，而且发生于各种场合，持续存在，并非由其他障碍如孤独症或情感障碍所致。

【症状标准】

（1）不注意：下列不注意的症状至少具备6条，持续时间至少6个月，达到适应不良的程度，并与患儿的发育水平不一致。

1）常常不能仔细地注意细节，或在做功课、工作或其他活动中出现漫不经心的错误。

2）完成任务或做游戏时常常无法保持注意。

3）别人对他（她）讲话时，常常显得没在听。

4）常常无法始终遵守指令，无法完成功课、日常杂务或工作中的任务（不是因为违抗行为或不理解指令）。

5）组织任务或活动的能力常常受损。

6）常常逃避或不愿意参加需精力持久的任务，如家庭作业。

7）常常遗失某种活动的用品，如学校的作业、铅笔、玩具或工具。

8）常常容易被外界刺激吸引过去。

9）在日常活动过程中常常忘事。

（2）多动：下列多动性症状至少有3条，持续至少6个月，达到适应不良的程度，并与患儿的发育水平不相一致。

1）双手或双足常常不安稳，或坐着时经常扭动身体。

2）在课堂上或其他要求保持座位的场合离开位子。

3）常常在不适当的场合奔跑或登高爬梯（在

少年或成年期，可能只存在不安感）。

4）游戏时常不适当地喧哗或难以安静地参与娱乐活动。

5）表现出持久的活动过分，社会环境或别人的要求都无法使其显著改观。

（3）冲动性：下列冲动性症状至少具备2条，持续时间至少6个月，达到适应不良的程度，并与患儿的发育水平不相一致。

1）常在提问未完成时，其答案即脱口而出。

2）在游戏或有组织的场合常不能排队按顺序等候。

3）经常打扰或干涉他人（如冲撞别人的交谈或游戏）。

4）常说话过多，不能对社会规则做出恰当的反应。

【年龄标准】

起病年龄不晚于7岁。

【弥漫性标准】

应在一种以上的场合符合上述标准。例如不注意与多动应在学校和家里都有。或同时存在于学校和另一种对患儿进行观察的场合，如门诊（通常这种场合的证据需要一种以上来源的信息，如父母对患儿在教室中行为的报告似乎并不充足）。

【功能损害标准】

上述症状导致具有临床意义的苦恼或损害其社交、学业或职业功能。

【排除标准】

不符合广泛性发育障碍、躁狂发作、抑郁发作或焦虑障碍的标准。

2. 美国精神病学会《精神障碍诊断和统计手册》第5版（DSM-Ⅴ）儿童注意缺陷多动障碍诊断标准（2013）

┃ 一种持续的注意障碍和/或多动－冲动的模式，干扰了正常的功能和发育，以下列（1）和/或（2）为特征：

（1）注意障碍：下列症状存在6项（或更多），持续至少6个月，达到与发育水平不相称的程度，并影响了社会、学业/职业活动。

注：这些症状不是对立行为、违抗、敌意的表现，也不是因为不理解任务或指令所引起的。年龄较大的青少年和成人（17岁以上）至少需要符合下列症状中的5项。

1）在完成作业、工作中或从事其他活动时，常粗心大意、马虎、不注意细节（如：经常忽略或遗漏细节，工作常出错）。

2）在完成任务或游戏活动的时候经常很难保持注意力集中（如：很难保持注意力于听课、谈话或阅读冗长的文章）。

3）当直接对他讲话时，常像没听见一样（如：思想好像在别处，尽管并没有任何明显干扰他的东西存在）。

4）很难按照指令与要求行事，导致不能完成家庭作业、家务或其他工作任务（如：开始启动某个任务后很快离开主题，转而去做另一件事）。

5）经常难于组织好分配给他的任务或活动（例如，很难处理和保持有序的工作，难以有秩序地收拾好资料和属于他的物品；工作凌乱、没有条理；时间管理能力差；不能在截止日期前完成任务）。

6）经常回避、不喜欢、不愿意或做那些需要持续用脑的事情（例如，课堂或家庭作业；年长儿或成人不愿撰写报告，绘制表格或阅读冗长乏味的文章）。

7）经常丢失一些学习、活动中所需的东西（如：学习资料、铅笔、书本、工具、钱包、钥匙、文件、眼镜和手机等）。

8）经常容易因外界的刺激而分散注意力（年长儿或成人可能是因无关的想法）。

9）在日常活动中经常忘事（如：处理琐事或办事时，年长儿或成人则会忘记回电话、付账单和赴约会）。

（2）多动－冲动：下列症状存在6项（或更多），持续至少6个月，达到与发育水平不相称的程度，并影响了社会、学业/职业活动。

注：这些症状不是对立行为、违抗、敌意的表现，也不是因为不理解任务或指令所引起的。年龄较大的青少年和成人（17岁以上）至少需要符合下列症状中的5项。

1）经常坐不住，手脚动个不停或者在座位上扭来扭去。

2）在教室或者其他需要坐在位子上的时候，经常离开座位（如：在教室、办公室或其他工作场所，或其他需要留在位子上的地方）。

3）经常在一些不适合的场合跑来跑去或爬上爬下（注：年长儿或成人可能仅有坐立不安的主观感觉）。

4）经常无法安静地玩耍或从事休闲活动。

5）经常活动不停，好像"被发动机驱动着"一样（例如：在饭店就餐或开会需要耗时较长时，不能保持安静或感到不舒服，可能被其他人理解为烦躁不安，难以相处）。

6）经常话多。

7）经常在问题没说完时抢先回答（例如：在交谈中抢话头，不能等待按顺序发言）。

8）经常难以按顺序等着轮到他/她上场（例如，排队等待）。

9）经常打断或干扰别人（例如：打断对话、游戏或其他活动，不问或未经别人允许，就开始使用他人物品；年长儿或成人可能强行加入或接管他人正做的事情）。

Ⅱ 有些注意障碍、多动–冲动的症状在12岁以前出现。

Ⅲ 有些注意障碍、多动–冲动的症状存在于两种或以上的场合（例如，在家里、学校和工作场所，与朋友或亲戚相处时，在从事其他活动时）。

Ⅳ 有明确的证据显示症状干扰或损害了患者社会、学业和职业功能的质量。

Ⅴ 这些症状不是发生在精神分裂症或其他精神障碍的病程中，也不能用其他精神障碍来解释（如，心境障碍、焦虑障碍、分离障碍、人格障碍、物质中毒或戒断）。

临床类型：

混合性表现：在过去的6个月内，同时符合诊断标准A1（注意障碍）和诊断标准A2（多动–冲动）。

　　主要表现为注意缺陷：在过去的6个月内，符合诊断标准A1（注意障碍），但不符合诊断标准A2（多动－冲动）。

　　主要表现为多动/冲动：在过去的6个月内，符合诊断标准A2（多动－冲动），但不符合诊断标准A1（注意障碍）。

　　部分缓解：先前符合全部诊断标准，但在过去的6个月内不符合全部诊断标准，但症状仍然导致社会、学业或职业功能的损害。

　　疾病严重程度：

　　轻度：存在少量超出诊断标准所需条目的症状，且这些症状仅仅导致社会或职业功能的轻度损害。

　　中度：症状或功能损害介于轻度和重度之间。

　　重度：存在很多超出诊断标准所需条目的症状，或一些症状非常严重，或这些症状导致了社会或职业功能的显著损害。

　　3. 中华医学会《中国精神障碍分类方案与诊断标准》第3版（CCMD-3）关于注意缺陷与多动障碍（儿童多动症）的诊断标准（2001）

【症状标准】

（1）注意障碍，至少有下列4项

1）学习时容易分心，听见任何外界声音都要去探望。

2）上课很不专心听讲，常东张西望或发呆。

3）做作业拖拉，边做边玩，作业又脏又乱，常少做或做错。

4）不注意细节，在做作业或其他活动中常常出现粗心大意的错误。

5）丢失或特别不爱惜东西（如常把衣服、书本等弄得很脏很乱）。

6）难以始终遵守指令，完成家庭作业或家务劳动等。

7）做事难于持久，常常一件事没做完，又去干别的事。

8）与他说话时，常常心不在焉，似听非听。

9）在日常活动中常常丢三落四。

（2）多动，至少有下列4项

1）需要静坐的场合难于静坐或在座位上扭来扭去。

2）上课时常有小动作，或玩东西，或与同学讲悄悄话。

3）话多，好插嘴，别人问话未完就抢着回答。

4）十分喧闹，不能安静地玩耍。

5）难以遵守集体活动的秩序和纪律，如游戏时抢着上场，不能等待。

6）干扰他人的活动。

7）好与小朋友打闹，易与同学发生纠纷，不受同伴欢迎。

8）容易兴奋和冲动，有一些过火的行为。

9）在不适当的场合奔跑或登高爬梯，好冒险，易出事故。

【严重标准】

对社会功能（如学业成绩、人际关系等）产生不良影响。

【病程标准】

起病于7岁前（多在3岁左右），符合症状标准和严重标准至少已6个月。

【排除标准】

排除精神发育迟滞、广泛发育障碍、情绪障碍。

这三个诊断标准从结构上看，非常相似，分别由症状标准、病程标准、严重程度标准、排除标准等部分组成。且罗列的症状条目数都是18条，内容也很接近。但这三者也有些不同之处，如诊断名称、条目中内容的表述均有所差异。DSM-V诊断标准根据症状侧重不同，把ADHD分为3个亚型：主要表现为注意障碍、主要表现为多动/冲动、混合性表现。明确ADHD的分型，对进行课题研究以及治疗和预后评估有积极意义。ICD-10诊断标准和CCMD-3诊断标准都强调了注意缺陷和多动（冲动）两大主要症状必须同时存在，相当于DSM-Ⅴ诊断标准中的混合性表现，因此更严谨。CCMD-3诊断标准特别注意文化因素对症状的描述，使用了中国人习惯的文化表述。

二、个人调理攻略

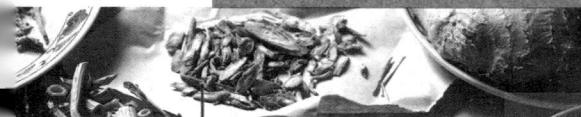

（一）食疗养生

1. 合理应用饮食疗法干预儿童多动症

（1）由于多动症患儿主要病机是阴阳失衡，脏腑失调，因此，在饮食上应注意避免辛辣煎炸之品，以免伤阴助阳，疾病难以康复。

（2）宜多食用新鲜蔬菜和水果，保持二便通畅。蔬菜水果要富含维生素C，维生素C具有很好的抗氧化及抗压力作用，有助于维持身体的健康和心理的愉快。

（3）宜进食富含锌、铁的食物。锌缺乏常使儿童食欲不振，发育迟缓，智力减退，同时，铁是造血原料，铁缺乏会使大脑的功能紊乱，影响儿童的情绪，加重多动症状。

（4）宜多食富含卵磷脂和B族维生素的食物。平时给孩子多吃一些瘦肉、蕈类、豆制品等含卵磷脂多的食物，对改善记忆有帮助。

（5）有学者认为人工色素、香精、胡椒油等调味剂和多动症的发病有关。所以多动症患儿应尽量不吃或少吃此类食物，如可乐、蜜饯等。

（6）不宜食用含铝量高的食物，避免使用含铅食具，不吃受铅污染的食物。铝和铅可以引起脑神经生物化学的改变，影响视觉、记忆、感觉、思维、行为等方面的变化。

另外，高糖饮食也可以引起多动症。高糖饮食会使儿茶酚胺等神经递质分泌不足，从而引起多动。喜欢吃糖果的儿童，嗜糖如命，他们往往也易冲动任性、情绪不稳、易发脾气、睡眠不安稳。

总之，合理饮食是儿童多动症一项重要的治疗辅助措施。应帮助孩子克服挑食、偏食等不良的饮食习惯，粗粮、细粮结合，荤蔬、水果搭配，注意饮食的多样化，新鲜而有营养。

2. 食疗处方

介绍几例多动症的食疗处方，供参考选用。

（1）甘麦大枣核桃煲猪心：用浮小麦60g，甘草3g。大枣10枚（去核），核桃肉30g，猪心1个（洗净，剖开留心内血），把4味药物一齐放锅内，加清水煮汤，调味后，饮汤吃肉。功效：补心安神。

（2）黑豆珍珠煲乌龟：黑豆50g（炒），珍珠母50g（打碎，用纱布包好），乌龟宰后去内脏，切块，沸水烫过，同黑豆、珍珠母放锅内加适量沸水煲汤，调味后，饮汤吃肉。功效：滋阴潜阳平肝。

（3）大枣百合炖猪脑：大枣6枚（去核），猪脑2个（去红筋衣膜，洗净），同大枣、百合放入炖盅中，加适量水，隔水炖熟，调味后，饮汤吃肉。功效：健脾养血补脑。

（4）药蛋羊肝羹：鹌鹑蛋4只，羊肝（或牛肝）100g，水发银耳50g，玉米粉10g。羊肝切小块，银耳切碎，共放锅中，加适量清水，汤沸时用玉米粉加鹌鹑蛋（去壳）拌匀，勾芡，以油、盐调味，食用。功效：补肝养阴。

（5）小米枣仁粥：小米100g，枣仁末15g，蜂蜜30g。先用小米煮粥，熟后，放入枣仁末，搅匀。给孩子食用时，还要加入蜂蜜，每天服用2次。功效：补脾润燥，宁心安神。

（6）灵参炖鸡：鸡1只，乌灵参100g，酒、姜、葱、盐各适量。把乌灵参用温水浸泡4～8小时，洗净切片，放入鸡腹内。然后把鸡放入砂锅内，清水淹过鸡体，并放入酒、姜、葱适量。等到旺火烧开后，改用文火清炖。鸡熟后，加少许盐即可。每天给孩子吃2次，食鸡肉，饮汤。功效：补气健脾，养心安神。

（7）茯苓饼：茯苓细粉、米粉、白糖等量，把它们混合并加水适量，调成糊后，用微火在平锅里摊烙成极薄的煎饼。可经常随量吃。功效：健脾补中，宁心安神。

（8）乌鸡老鳖汤：乌骨鸡1只，老鳖1只，酒、姜、葱、盐各适量。把鸡、鳖洗净，放入砂锅内，清水淹过鸡体，并放入酒、姜、葱适量。先用旺火烧开后，改用文火清炖。鸡熟后，加少许盐即可。每天给孩子吃2次，食鸡肉、老鳖肉，饮汤。功效：滋阴潜阳，补肾宁神。

（二）家庭管理

1. 对多动症儿童父母进行心理疏导

父母对多动症儿童的态度、方法，常常是多动症治疗成功与否的关键。因此，要教育父母认识患儿症状的性质，共同分析可能促使症状持续的环境因素，以及治疗的原则。诸如：学习帮助患儿避免过度兴奋、激动及过度疲劳，正确面对困难，解决问题，建立生活规律；学会帮助儿童安静下来，集中注意力等；克服简单粗暴、过分溺爱等不良教育方法。国外有人提出将父母与儿童间的相互关系及不适应行为进行电视录像，然后再放映出来，让父母能更清楚地发现其中存在的问题，以便能更好地帮助患儿。当父母有病态心理时，应给予父母个别治疗。特别当患儿成了家庭中的"替罪羊"时，对这类父母的心理疏导，更成了治疗这类多动症儿童的关键。

2. 家长应正确对待多动症儿童

作为多动症孩子的家长，首先要改变对多动症的错误认识，接受孩子被诊断为多动症这一事实，认识到孩子得了多动症和得了其他病一样，虽然表现不同，但和其他病儿一样需要关心和体贴。不能错认为孩子的不良行为是故意的，更不能因为孩子那些不受欢迎的不良行为而过度惩罚，容易加重患儿的心理压力，而使他们自我控制能力更差。对孩子要有"四心"：耐心、爱心、信心、决心，要终身的"无条件的爱"，每天用半小时左右的时间进行亲子活动，如交谈、讲故事、做游戏、散步、锻炼等。改变专制型、放任型、溺爱型等不良的教育方式。

家长在日常生活中需要努力做到以下几点：

（1）帮助孩子树立治病的信心，使他们发挥主观能动性，加强自制力。

（2）培养良好的生活习惯。合理安排孩子的日常生活，改变不良的饮食习惯。家长要为患儿创造良好的家庭环境，使其在家庭中感到愉快和温暖。平时要让患儿过有规律的生活，制订作息制度，让他们按时起床、就餐、就寝等。

（3）培养孩子一心一意做事情的习惯，不要主动去分散孩子的注意力。特别是在孩子做作业或活动过程中，尽量不要干扰刺激，同时，让孩子少看电视和上网，时间控制在每天半小时左右。

（4）可以采用正向行为强化法塑造多动症儿童的积极行为，控制不良行为。

（5）对于需要药物治疗的患儿，家长应遵医嘱服药，并将服药后的情况如实地反映给医生。以便医生判断服药的疗效和进行药物或剂量的调整。多动症患儿需按疗程服用药物，家长应有长期的思想准备，积极配合医生的治疗。

（三）学校管理

1. 要会与多动症儿童相处

学校老师，应当给多动症患儿多一份关心和帮助。比如，为了便于督促，可把他们的座位安排在教室的第一排，这样在老师不断的督促和指导下，他们不适宜的行为会相应减少；可组织他们参加课外体育活动，以打乒乓球为例，一方面可使他们过多的精力得以发泄，并学习遵守一定的规则；另一方面打球必须集中注意力，平衡身体，协调动作，对改善他们的病症很有好处。但应当避免剧烈竞赛的体育活动。

作为老师，还要教育其他学生不要歧视多动症儿童，不能在其他同学面前羞辱他们，更不能把他们赶出教室或学校。否则，他们的自尊心会受到伤害，会引起情绪波动和敌对行为，甚至自暴自弃，失去纠正病态行为的信心。

多动症患儿一旦有进步，老师应给予表扬，使患儿增强信心，逐渐树立起良好的习惯和规范正常的行为活动。

2. 学校干预

学龄期多动症儿童主要日常生活都在学校度过，大多数的问题也表现在学校，因此，学校干预很重要。校园干预策略主要针对同伴关系、课堂行为和学习成绩，是由老师来完成。对多动症学生要加强课堂管理，尽量减少他们的分心，促使他们注意自己的行为，专心听课。课堂授课应形象生动，具有趣味性，以吸引学生的注意力。对其课间管理主要是加强其安全意识。

跟踪研究表明接受校园干预的学生有更低的辍学率，更少的反社会行为及更高的学习成绩和就业率。干预原则：

（1）综合治疗：药物治疗可以改善多动症主要症状，提高学习成绩，抑制破坏性行为。其短期疗效肯定，但长期疗效尚未确切证实，且只对70%～80%的多动症学生有效。药物不能解决所有问题，故儿童多动症的干预应从行为治疗和药物治疗两方面着手。

（2）因人而异：矫正方案要因人而异，要符合患儿的发育水平，要与医生和家长共同商讨，制订切实可行的干预方案。

（3）长期干预：学校干预的短期效果固然重要，但最重要的是长期改善。由于多动症学生的自控水平变化较大，即使在干预后，他们的表现也时好时坏，教师要正确对待这种反复性，坚持长期干预。

（4）学校和家庭密切配合：①制订学习计划和目标，开始要求不能过高，要由易到难，让孩子感到只要努力就能成功，树立其信心。②先从患儿喜欢的课程学习，提高其学习的兴趣和热情。③家中安排一个安静的学习空间，不使其受到干扰，培养其集中注意力地学习。④根据孩子的性格特点，正确运用表扬与批评，逐渐培养其良好的学习方法。

（四）护理干预

关于多动症患儿的护理干预，中医主张"三分治疗，七分护理"。早在《黄帝内经》中就有对中医护理学的系统论述，包括精神修养、环境卫生、饮食调养、服药宜忌等方面的内容。

1. 心理护理

对多动症患儿，首先要帮助他们树立治病的信心，使其发挥主观能动性，加强自制力；对患儿要有耐心，减少对患儿的不良刺激，如呵斥、歧视等，多和患儿沟通，要善于发现患儿的优点给予表扬，以提高患儿的自信心。鼓励患儿积极参加文娱、体育活动，使其过多的精力得以释放，并可培养其注意力。保持患儿心情舒畅，能同大人相处融洽，相互合作。

2. 饮食调养

遵循"虚则补之""实则泻之""寒者热之""热者寒之"的饮食调理原则，根据多动症患儿的不同体质、不同的病证选择不同的食物进行调理。如肝肾阴虚者，饮食宜清淡，忌食辛辣之品，以防耗伤阴液；平素可用杭白菊、枸杞子代茶饮用以清肝养阴散火，或常食百合、银耳、山药等。

3. 合理安排作息时间，养成良好的生活习惯。该学习时就认真学习，该玩耍时就愉快玩耍，该休息时就安静休息，不可学习与玩耍不分。

4．在治疗过程中，要密切观察患儿的反应，及时调整药物用量或决定停、换药，注意坚持治疗，不要让孩子擅自停止用药。

（五）常见误区

1. 药物治疗误区

（1）不需要药物治疗：部分家长认为孩子多动只需要加强管理即可，或者会随着年龄增长而好转，不需要药物治疗。相关的调查表明，大约2/3的多动症患儿症状会持续到青春发育期，1/3患儿症状带到成人期。如不治疗，多动症易共患学习障碍、抽动障碍、情绪障碍及社会关系适应障碍，对患儿的学业、职业和社会生活等方面产生广泛消极的影响。同时，从生物学的研究看，多动症患者存在某些大脑神经递质的异常，因此，需要用药物来改变这些异常。

（2）单纯药物治疗即可：多动症是由多种生物因素、心理因素、社会因素等协同作用的综合征，故多动症的治疗强调综合治疗。药物治疗和非药物治疗都很重要。对于年龄较小，症状比较轻的患儿，非药物治疗就能取得良好的效果。但对中、重度患儿，强调二者结合，药物不能代替教育、行为治疗，药物可为教育提供良好的条件。教育多动症患儿要从培养良好习惯入手，耐心地矫正儿童的多动行为。矫正中应坚持正面鼓励，积极强化，逐步养成专心学习和做事的习惯。

（3）药物对孩子损伤大：有人认为治疗多动症的药物多为中枢兴奋剂，不良反应较大，服药后会影响智力、生长发育等，长期服用还有成瘾的可能。国内外多年的研究证明中枢兴奋剂治疗多动症的副作用临床主要表现在影响食欲，少部分有影响睡眠、延长入睡时间的情况。但长期的跟踪发现，药物对食欲的影响一般在2周到1个月后会改善，一项时长21个月的调查显示，服药儿童身高比不服药儿童身高落后0.23cm。长期的研究也没有发现服药对儿童智力有影响。另外，托莫西汀为选择性突触前膜去甲肾上腺素转运体抑制药，属于非中枢兴奋剂，副作用少。因此，医生们普遍认为这些药物是相对安全的。

（4）中药也有副作用：只要在中医辨证准确，合理配伍用药的基础上，中药的副作用很少，一般不会对儿童造成伤害。即使某些有毒性的中药，如蜈蚣、全蝎、山豆根等，通过配伍也可减轻其毒性，只要用之适当是不会发生副作用的。中药汤剂味道虽然比较苦，但对于较大儿童，在讲清道理的情况下，大多数还是愿意服用的。同时，喝药时要掌握药液适当温度，或加稍许甜味剂，还是不难口服的。另外，在汤剂取得一定疗效后，多数可以改为口感相对较好的中成药服用，中成药如静灵口服液、小儿智力糖浆等。

2. 行为治疗误区

部分家长认为多动症只要药物治疗就行了，不要或不重视行为治疗，这是不对的。多动症是行为障碍性疾病，多动症儿童往往存在着冲动任性、学习困难，或有感觉统合失调等症状，这些症状的消除不仅要靠药物，还必须结合心理疏导、感觉统合训练，才能取得明显的效果。同时也要改善不良的家庭环境和学校环境，坚持长时间的行为训练，才能改掉坏习惯，建立新习惯。所以，多动症的治疗，强调多种方法结合的综合治疗。

3. 饮食调养误区

多动症儿童多数喜食荤菜，不愿吃蔬菜。部分家长投其所好，经常食"肯德基""麦当劳"，动物蛋白摄入过多，其分解代谢产物——含氨的化合物会引起儿童烦躁不安，加重多动。含有酪氨酸或色氨酸较高的食物，如猪肉松、鱼片、奶酪等，食之过多，也会加重多动。对一些辛辣煎炸之品，海腥发物，也应慎服。有些儿童常用饮料代替水，饮料中糖分较多，或含人工色素，或有防腐剂，对儿童神经发育产生影响，导致冲动、注意力不集中。每天补充足够水分，不用饮料代替水是预防和缓解多动症的重要之策。

三、名家防治指导

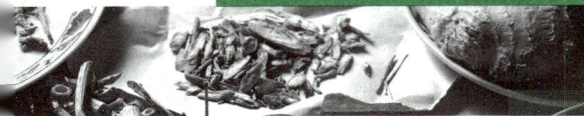

（一）多动症治疗方法

目前多动症的治疗主要采用心理行为治疗为主的综合治疗，强调家长、老师、医务工作者及全社会共同参与，相互协调帮助多动症儿童矫正心理行为异常，提高学习成绩，健康成长。主要的治疗方法有：

1. 心理行为治疗

心理行为治疗是多动症治疗的首选方法，对于轻度的多动症患儿有良好的效果，对重度的患儿还需要配合其他治疗方法。主要是针对多动症的心理缺陷进行心理治疗和行为训练。

2. 药物治疗

当心理行为治疗效果不佳时，可考虑药物治疗，多用于中重度患儿或有共病的患儿。西医药物主要有中枢兴奋剂、可乐定、择思达、三环类抗抑郁药等，这类药物多数能取得良好的疗效，但也存在一些不足之处，因此要权衡利弊，合理应用。中医药物治疗主要有中药汤剂、中药颗粒剂、中成药等，在中医辨证论治指导下使用，多数能取得较好的疗效。

3. 技能训练

包括社会技能和躯体技能训练，对多动症的远期疗效较好。

4. 特殊教育项目

多动症患儿因特殊的学习困难被安排接受 1~2 年的特殊教育，老师根据多动症患儿的特点，制定合适的教育方案及教育方法，而教育内容与学生所在学校相同。

5. 其他治疗

有针灸、推拿、感觉统合训练、脑电生物反馈治疗、音乐治疗等方法。

（二）西医治疗

1. 一般治疗

针对不同年龄的患儿采取多学科、长期、多模式个体化的综合治疗，以改善患儿注意力缺陷、多动、冲动等临床症状，提高患儿学习能力及社会适应能力。一般 6 岁以下患儿尽量不使用药物，而以行为治疗为主，减少药物对患儿的不良刺激。

2. 药物治疗原则

根据患儿情况选择合适的药物，遵循个体化原则，从小剂量开始，逐渐调整，达到最佳剂量并维持治疗，治疗过程中评估药效，注意可能出现的不良反应。

3. 常用药物

治疗多动症的药物可分为中枢神经兴奋剂、抗忧郁剂、抗精神病药及抗癫痫剂，但一般以中枢神经兴奋剂哌甲酯或非中枢神经兴奋剂托莫西汀为常用药品。现介绍如下：

（1）盐酸哌甲酯：为治疗本病的首选，是中枢兴奋药，分为短效（速释型，如利他林）和长效（控释型，如专注达）2种剂型。

1）利他林：常用最适剂量 0.3~0.7mg/kg 之间，每日 2~3 次，每日总剂量范围在 0.6~2.1mg/kg。6~17 岁患儿可从每次 1 片（5mg），1~2次/日开始，每周渐加 1~2 片至最佳疗效，每日最大剂量不超过 60mg。高剂量（每次 0.6mg/kg）可改善认知行为和注意力。低剂量（每次 0.3mg/kg）可改善行为、社交技能和控制冲动。服药后 30~60 分钟起效，高峰时间持续 1 小时，有效作用维持在 4~6 小时。适用于 6 岁以上儿童。

2）专注达：1 次口服作用维持大于 12 小时，疗效持久稳定，较利他林有更好的依从性。起始剂量从每日18mg，每日1次开始。每周调整剂量1次，每日最大剂量为54mg。

（2）托莫西汀（择思达）：是一种选择性去甲肾上腺素再摄取抑制剂，是美国FDA（国家药品和食品管理局）批准的第一个用于治疗多动症的非兴奋剂类药物。每日晨服一次，或分早晚2次服用，初始计量0.5mg/kg（体重小于70kg），3日后增加至1.2mg/kg，每日最大剂量不超过1.4mg/kg，适用于6岁以上儿童，可用于合并抽动症者。与传统药物相比，托莫西汀治疗多动症效果较好，不仅可以控制多动症的主要症状，还可以稳定情绪。托莫西汀起效较平缓，经过2~6周的适应期后逐渐起效。因此，只要患儿服用足量药物并维持在4周以上，就能获得接近最大程度的临床治疗效果。

（三）中医治疗

1. 中医治疗原则

儿童多动症以泻实补虚、调和脏腑、平衡阴阳为基本治则。心肝火旺者，治以清心平肝；痰火内扰者，治以泻火豁痰；肝肾阴虚者，治以滋阴潜阳；心脾两虚者，治以补益心脾；肝郁脾虚者，治以疏肝健脾。由于本病病程较长，故需要较长时间的药物治疗，可配合运用针灸、心理行为疗法等综合措施。

2. 辨证治疗（汤剂或颗粒剂）

（1）心肝火旺证

症状：多动多语，冲动任性，急躁易怒，注意力不集中，做事莽撞，或好惹扰人、常与人打闹，或面赤烦躁，大便秘结，小便色黄，舌质红或舌尖红，苔薄或薄黄，脉弦或弦数。

辨证要点：多动多语，冲动任性，急躁易怒，大便秘结，舌质红，脉弦。

治法：清心平肝，安神定志。

代表方：安神定志灵加减。

常用药：柴胡、黄芩、决明子、连翘、天竺黄、石菖蒲、郁金、当归、益智仁、远志。

加减：急躁易怒加钩藤、珍珠母；冲动任性、烦躁不安加栀子、青礞石；大便干结、数日一行加大黄、枳实、槟榔；口舌生疮加西瓜霜喷搽溃疡处。

（2）痰火内扰证

症状：多动多语，冲动任性，难于制约，兴趣多变，注意力不集中，胸中烦热，夜卧难眠，纳少口苦，便秘尿赤，舌质红，苔黄腻，脉滑数。

辨证要点：多动多语，烦躁不宁，夜卧难眠，舌质红，苔黄腻，脉滑数。

治法：清热泻火，化痰宁心。

代表方：黄连温胆汤加减。

常用药：黄连、陈皮、半夏、胆南星、天竺黄、瓜蒌、枳实、石菖蒲、茯苓、珍珠母。

加减：烦躁易怒加钩藤、龙胆草；大便秘结加决明子、大黄；纳少加莱菔子、槟榔。

（3）肝肾阴虚证

症状：多动难静，急躁易怒，冲动任性，神思涣散，注意力不集中，难以静坐，记忆力欠佳，学习成绩低下，五心烦热，盗汗，口干咽燥，或有遗尿，大便秘结，舌质红，苔少，脉细弦。

辨证要点：注意力不集中，记忆力欠佳，多动难静，学习成绩低下，五心烦热，舌质红，苔少。

治法：滋阴潜阳，宁神益智。

代表方：杞菊地黄丸加减。

常用药：枸杞子、熟地黄、山茱萸、山药、茯苓、菊花、牡丹皮、龙齿、龟甲、鳖甲。

加减：急躁易怒加决明子、白芍；夜寐不安加酸枣仁、五味子；盗汗加浮小麦、煅龙骨、煅牡蛎；大便秘结加火麻仁、当归。

（4）心脾两虚证

症状：神思涣散，注意力不能集中，神疲乏力，形体消瘦或虚胖，多动而不暴躁，做事有头无尾，言语冒失，睡眠不实，记忆力差，伴自汗盗汗，偏食纳少，面色无华，舌质淡，苔薄白，脉虚弱。

辨证要点：神思涣散，多动而不暴躁，记忆力差，神疲乏力，脉细弱。

治法：养心安神，健脾益智。

代表方：归脾汤合甘麦大枣汤加减。

常用药：党参、黄芪、白术、大枣、炙甘草、茯神、远志、酸枣仁、龙眼肉、当归、浮小麦。

加减：注意力不集中加益智仁、龙骨；睡眠不实加五味子、首乌藤；动作笨拙，记忆力差，舌苔腻者，加半夏、陈皮、石菖蒲。

（5）肝郁脾虚证

症状：神思涣散，注意力不集中，小动作多，时有冲动，烦躁恼怒，性情不开朗，神疲乏力，脘腹胀满，食少纳呆，面色不华，形体偏瘦，大便不调，舌淡红，苔白腻，脉弦缓。

辨证要点：神思涣散，注意力不集中，小动作多，烦躁恼怒，食少纳呆。

治法：疏肝健脾，益气解郁。

代表方：逍遥散加减。

常用药：柴胡、白芍、当归、郁金、枳壳、陈皮、白术、茯苓、焦山楂、甘草。

加减：情志抑郁不欢加香附、青皮、合欢皮；食少纳呆加谷芽、麦芽；大便溏加苍术、煨木香；大便秘加决明子、柏子仁；手足不温加党参、桂枝、鸡血藤。

3. 中成药治疗

（1）静灵口服液：每次1～2支，每日3次。用于肝肾阴虚证。

（2）杞菊地黄丸：每次3～5克，每日2～3次。用于肝肾阴虚证。

（3）小儿智力糖浆：每次1～2支，每日3次。用于心肾不足，痰浊阻窍证。

（4）小儿黄龙颗粒：每次1～2袋，每日2次。用于阴虚阳亢或肝肾阴虚证。

（5）归脾丸：每次3～5克，每日2～3次。用于心脾两虚证。

（6）逍遥丸：每次3～5克，每日2～3次。用于肝郁脾虚证。

4. 膏方治疗

膏方又称"膏滋"，是中医治疗疾病的又一剂型，常用于调理慢性病、虚弱病证，多在冬季使用。儿童多动症的后期常有肾虚表现，中医也有"久病及肾"的观点，在辨证论治指导下，结合患儿的身体特点，利用药物的偏性，调补人体的阴阳气血，纠正脏腑气血不足，调整阴阳平衡，以达到却病强身的目的。冬季是服用膏方的最佳季节，同时也是补肾的最好时机。同时，膏方比汤剂味道好，便于服用，患儿易于接受。

（四）非药物治疗

1. 行为治疗

行为治疗是被证明对多动症患儿有效的非药物治疗方法。心理学家认为，不良行为是个体在生活环境中或由于精神的创伤，通过"学习"的过程而固定下来的，因此亦可通过学习，加以纠正和消除。行为治疗及时对患儿的不良行为，如多动、冲动等予以消退或负性强化，强化好的行为，忽略不良的行为，建立新的合适的行为模式，使其行为趋于正常。

行为治疗之前，首先要对患儿主要的不良行为的诱发因素、发生频率和严重程度等进行评估。然后在充分考虑儿童的生长特点与心理特点情况下制订治疗方案。家长要激发孩子参与治疗的兴趣，协助孩子实施治疗方案。常用的行为治疗方法有：正性强化法，暂时隔离法，消退法，示范法等。

（1）正性强化法：正性强化法又称阳性强化法，该方法以操作性条件反射为依据，强调行为的改变是由行为后果所决定的，用于矫正不良行为，建立良好行为。其目的是通过奖赏、鼓励等方式使正确行为得以持续。在应用阳性强化法前要确定希望儿童改变什么行为（确定靶行为），以及确定这种行为的直接后果是什么；设计新的行为结果取代原来的行为结果；同时对儿童出现适宜的行为时，立即给予阳性强化，例如：表扬或鼓励，奖赏儿童喜欢的玩具、物品、食品等。奖赏在儿童行为治疗中占有很重要的地位。当儿童出现符合规定和要求的良好行为时，立即给予奖赏，使儿童感到愉快和满足，从而形成良好的习惯。

（2）暂时隔离法：每当儿童出现某种不良行为时，要及时将儿童暂时隔离在一个单独的地方，利用隔离的这段时间，让儿童安静下来，让他懂得被隔离是因为自己的不良行为所造成的，并且需要改变这种不良行为。具体方法：

1）设定某一不能被家长或教师所接受的行为作为目标行为，如打人、不做作业。

2）当目标行为出现时（打人），将儿童安置在一个隔离地方，如一间房的某一角落，或另一个房间。

3）明确规定隔离的时间。如3岁隔离5分钟，7岁以上儿童隔离可达30分钟，对于少年则可隔离1小时。如果隔离时间已到，儿童仍在大喊大叫，则需要重新制定隔离时间，直到他安静下来为止。

4）当儿童不服从隔离时，需要告诉他必须遵守这个，不然就加倍延长隔离时间，并且要坚持这一规定。

5）施行这种方法一定要让儿童知道只有改变了那种不良行为，他才能够让父母或老师取消隔离，通过这样来强化，否则，当禁止的行为再次出现时就要再次受到隔离。

（3）消退法：消退法是一种减少或消除儿童不良行为发生的方法。首先要了解何种因素对不良行为起了强化作用，找到强化因素后，对其进行消退。例如，儿童发脾气，可能会因父母的过分关注而强化，并反复发生。若父母采取不理睬的态度来对待，则发脾气行为可能逐渐消退。

开始实施消退法时，不良行为可能会出现短暂性的增加，了解这种现象，能够避免因早期可能的"治疗失败"而过早终止该项治疗。一旦使用消退法，必须坚决彻底地执行，才能产生效果。一切与孩子有关的人员都应该理解并坚决地执行，只有这样坚持下去，才能使儿童明白不良行为，从而有效地消除不良行为。

（4）示范法：示范法是指个体呈现一定的行为榜样，以引起该个体模仿良好行为的治疗技术。儿童的许多行为是通过观察和学习产生的，模仿与强化一样，是学习的一种基本形式。示范法具体包括：

1）现场示范：比如让多动症儿童在现实环境中观察其他儿童是如何遵守课堂纪律的。

2）参加模仿：让多动症儿童在观察示范儿童与同伴一起有秩序、友好地玩游戏后，并让多动症患儿在指导下试着参加该游戏活动。

3）电视或录像示范：让儿童通过媒体的宣传教育，逐渐模仿良好的行为举止。

2. 针灸疗法

针灸疗法常适用于功能性病变的治疗，也是治疗多动症有效的方法之一。多动症是阴阳失衡、脏腑功能失调所致的精神、情志兼病，通过针刺与艾灸调整脏腑气血经络的功能，从而达到防治疾病的目的。

（1）体针：常用于治疗多动症的穴位有：内关、太冲、大椎、曲池等。若患儿注意力不集中明显，则配合百会、四神聪、大陵；若行为表现活动过多，配百会、定神、心俞、肝俞；若情绪不稳，烦躁甚，则配神庭、膻中、照海。在手法上一般以泻法为主，每日或隔日一次，10次为一个疗程，年龄较大者可改用电针。每次针刺后可用梅花针叩击背部夹脊、膀胱经、督脉，以叩至皮肤潮红为度，心俞、肾俞、大椎等穴位则要重点叩刺。

（2）耳针：常取心、肝、肾、神门、交感、脑点。浅刺不留针，1日1次。有学者报道用王不留行或莱菔子压耳穴治疗多动症有一定的疗效。其方法是：

以王不留行或莱菔子压耳穴，用胶布贴压固定，每日按压3次，每次0.5～1分钟，每周2次，左右耳交替。15次为一个疗程，治疗3个疗程。常用的穴位有：兴奋点、百会、脑干、皮质下、肾、心、肝、神门、三阴交等。

3. 感觉统合训练

感觉统合训练，实际上是一种游戏治疗，通过精心设计的器械，将输入不佳的感觉信息，采用游戏"玩"的方式加以有效地组织，让孩子置身于色彩丰富、花样翻新的活动中，进行感觉运动强化训练。通过训练，使孩子在轻松愉快的游戏中改善症状，建立和恢复其正常的运动模式。

感觉统合失调，关键在于预防，越早训练效果越好。感觉统合训练的适宜年龄是4～12岁，因为该年龄段儿童神经系统的可塑性较强，行为适应快，通过感觉统合训练治疗，儿童的注意力问题、动作不协调、运动能力差、学习困难、孤僻独处、胆小害羞、攻击行为等都会有明显的改善。

（1）感觉统合训练的原则：感觉统合训练的关键是同时给予儿童前庭、肌肉、关节、皮肤触摸、视、听、嗅等多种刺激，并将这些刺激与运动相结合，进行系统地强化训练。

（2）感觉统合训练涉及心理、大脑和躯体三者之间的相互关系，而不只是一种生理上的功能训练，儿童在训练过程中获得熟练的感觉，增强自信心和自我控制的能力，并在指导下感觉到自己对躯体的控制，由原来焦虑的情绪变为愉快，在积极积累经验的基础上，敢于对意志想象进行挑战。

（3）感觉统合训练就是要用耐心培养孩子的兴趣，建立孩子的自信心；要让孩子在感觉统合训练游戏中感到快乐，自动自发才有效；感觉统合训练因人而异，根据不同的感觉障碍，如视觉统合失调、听觉统合失调、触觉统合失调、前庭平衡失调、本体感觉失调等，采用有针对性的感觉统合训练。

（4）感觉统合训练的时间，要根据训练项目而定。国外主张每次1.5小时，持续训练至少半年。国内对ADHD儿童多采用每周训练1~2次，每次90分钟，20次为1个疗程。每人训练2个疗程。

4. 脑电生物反馈治疗

神经反馈，也称脑电生物反馈，以操作性条件反射为原理，以脑电生物反馈仪为工具，训练内容类似于计算机游戏项目，训练中通过选择性强化或抑制某一频段的脑电波来达到治疗目的。在训练者的引导下，受试者脑电活动模式通常转化为视听觉信号持续不断地实时反馈给受试者，对出现的期望达到的脑电波成分以人工或者电脑自动化调整方式给予受试者即时奖励（正性强化）。研究指出，多动症儿童θ波增多，尤其是前额叶，而且β波的活动减弱，且θ/β的功率之比明显升高，说明多动症儿童的唤醒水平较低，所以θ/β训练目标是提高皮质兴奋性，降低θ活动，同时增加β活动。12~14Hz的脑电波称为感觉运动节律（sensory motor rhythm，SMR），SMR与儿童多动症密切相关，

SMR增强时出现行为抑制，反之，SMR减弱时（肌肉紧张不能放松）会加重冲动症状。θ/SMR训练可以通过降低θ活动，同时增加SMR活动来减轻多动冲动行为。每次训练20～40分钟，每周进行2～3次训练，至少进行20次以上的训练，方能达到满意的效果。脑电生物反馈作为药物治疗儿童多动症的辅助或替代治疗的手段之一，不仅可减少或避免药物带来的各种副作用，而且疗效更持久、稳定，已经逐渐成为治疗ADHD的主要手段之一。

5. 音乐疗法

音乐治疗是应用音乐对人的生理及心理产生的影响，配合治疗技巧，修复、维持及改善生理、心理的健康，来达到治疗目标。我国很早就开始运用音乐活动促进身心健康，晋代阮籍在《乐论》中写到："天下无乐，而欲阴阳调和、灾害不生，亦已难矣。乐者，使人精神平和，衰气不入。"

对儿童而言，音乐治疗相对其他治疗方式更为适合，因为很多孩子在表达他们的困难时，往往不太愿意用语言，而是更容易在活动中或者通过游戏的方式表达出他们的感受。音乐可以对多动症患儿的注意力、自我控制、多动行为进行有效治疗。

音乐治疗的主要形式有以下两种：

（1）接受式音乐治疗：接受式音乐治疗是音乐治疗中最早出现的一种形式。通过共同聆听由治疗师或者治疗对象所挑选的曲目，放松或刺激治疗对象，唤起情感上的各种状态，意向及幻想，激发治疗对象的想象力，促进记忆和回忆。

（2）主动式音乐治疗：主动式音乐治疗比接受式音乐治疗应用更广泛，引导治疗对象直接参与到音乐活动中，使其行为得到改善。主动式音乐治疗强调治疗对象的主动性，采用歌谣演唱、律动模仿、器乐演奏、音乐游戏等形式进行干预治疗。

6. 气功疗法

气功疗法对儿童多动症是一种较好的心身并治方法，其特点是通过调心、调息、调身三个环节，进行"意"和"气"的锻炼，具有解除情志烦躁、助气血运行、补益真元亏损等功效。

六字诀功法的特点是以"嘘、呵、呼、呬、吹、嘻"六字为练功主导，不同的声音能与不同的脏腑共振，流通不同部位的气血，从而达到调整脏腑虚实，治病强身的目的。因疾病自身特点，很难要求多动症患儿安静地进行气功锻炼，家长应配合诸如行为疗法等其他疗法，鼓励患儿进行锻炼。

（五）调理

1. 饮食调养

根据多动症患儿的不同证型进行饮食调养，促进患儿康复。儿童多动症常见的中医证型有：心肝火旺证、痰火内扰证、肝肾阴虚证、心脾两虚证、肝郁脾虚证。不同证型适宜不同的饮食疗法。

（1）心肝火旺证：该证型的患儿当注重清泻心肝经之火热、配合养心安神。具有清泻心肝火作用的食物有：菠菜、油菜、苦瓜、黄瓜、竹笋、鲜藕、芹菜、茼蒿、黄花菜、梨、绿豆、海带、海藻、海蜇、鱿鱼等。

平时可饮用白菊决明子茶：白菊花10克、决明子5克，用开水浸泡20分钟，可加少许冰糖调味，不拘时饮用。

（2）痰火内扰证：该证型的患儿当清热泻火，化痰宁心，常见健运脾胃、清火祛痰的食物有：茼蒿、芹菜、香菜、胡萝卜、白萝卜、大枣、莲子、豆腐、赤小豆、豇豆、玉米、薏苡仁、炒芝麻、麦片、瘦肉、海带、紫菜等。能清泻心火的食物有：菠菜、油菜、苦瓜、黄瓜、竹笋、鲜藕、芹菜、黄花菜、梨、绿豆、海藻等。饮食应避免辛辣油腻之品。

平时可常吃海藻冬瓜汤或海带冬瓜汤，也可常吃凉拌海带丝或凉拌苦瓜。

（3）肝肾阴虚证：该证型的患儿饮食疗法当注重滋补肝肾之阴，平肝阳，引火归原。具有滋补肝肾作用的食物有：桑椹、紫米、黑芝麻、黑豆、核桃、花生、瘦猪肉、猪骨汤、牛奶、黑木耳、紫皮茄子、淡菜、冬笋、猴头菇、带鱼、乌鸡、甲鱼、动物肝脏、猪腰、海藻、海带等。具有平肝作用的食物有：小麦、芹菜、菊花、茼蒿、黄瓜、油菜、小白菜等。此类患儿常常伴有明显的缺锌、缺钙及铅中毒，当多食用补锌、补钙及排铅食物，忌食萝卜、辛辣刺激之物。

平时可吃黑木耳炒瘦肉：先炒好猪里脊肉片，再加入发泡好的黑木耳、姜丝、葱丝、盐、糖等调味品，入味即可。也可用：女贞子20克、山萸肉15克，大枣10枚，鸡蛋2只，放入砂锅内加水适量同煮，蛋熟后去壳，再同煮片刻即可，吃蛋喝汤，每日1次，经常服。

（4）心脾两虚证：该证型的患儿当注重补益脾气、养心安神。常见具有养心作用的食物有：小麦、莲子、龙眼、酸枣仁、百合、鲤鱼、鸡肉、动物心脏、鸡蛋、鸭肉、卷心菜、蜂蜜等。具有补脾作用的食物有：小米、玉米、大枣、黄豆及其制品、薯蓣、胡萝卜、南瓜、鸡肉、牛肉、鸡蛋、莲子、栗子、芡实、白扁豆、薏苡仁等。还应注意补充含铁食物及忌食冷饮。

平时可吃莲子汤：莲子肉30克、芡实20克、大枣10枚，加水适量，同煮熟烂，加红糖适量调味，即可食用。也可常吃龙眼莲子粥：龙眼、莲子各10克，糯米50克、粳米50克，一同加水煮粥，服时加冰糖适量调味即可。

（5）肝郁脾虚证：该证型的患儿当注重健脾补虚、疏肝解郁。常见补脾运脾的食物有：粳米、薏苡仁、大枣、白扁豆、豌豆、花生、胡萝卜、南瓜、各种蘑菇、鸡肉、鹌鹑、猪肚、羊肉、牛肉、鹌鹑蛋、牛奶、鲫鱼、鳜鱼、红糖、蜂蜜。具有调肝疏肝作用的药物，有香橼、佛手、代代花、玫瑰花、青皮等。注意含铁、含钙、促排铅食物的摄入。

平时可吃佛手郁金粥：将佛手10克、郁金10克，加水煎取500毫升，再将粳米适量加入锅内煮粥，食时可加少许红糖调味。也可常吃花生芝麻粥：将花生、黑芝麻等量炒熟，研末装瓶贮存。将粳米适量加水煮粥，粥好时加入研好的花生芝麻末，即可食用。

2. 加强锻炼

多动症儿童平时要加强体育活动，锻炼身体。活动项目有：跳绳、打乒乓球、踢足球等。一方面可发散其多余的精力，在活动中使其手、足、眼、脑灵活地协调运动，防止感觉统合失调；另一方面增加了体质，使其平时少生病，防止加重多动症，影响学习。

对于伴有感觉统合失调的多动症儿童，在参加感觉统合训练后，平时在家里要进行练习，强化训练内容，使其尽快地通过感觉统合训练纠正感觉统合失调状态，从而改善多动症的症状。

（六）预防

1. 儿童多动症的危险因素

儿童多动症的病因尚不明确，但归根结底，不离生物、心理、社会三方面的共同作用，目前研究显示相关度较高的主要有父母的吸烟、酗酒等不良嗜好，父母关系不和等不良的家庭环境，家庭教育不当，儿童的气质、心理特点如困难型气质、自卑、急躁冲动的心理特点等，以及不良的社会风气。对于诸多的危险因素，需要父母、社会及个人的共同努力，父母首先要自律自制，给孩子创造良好的生长环境，教会孩子正确、积极的生活态度，改善孩子的不良习惯，社会也应多提倡良好的生活氛围，抵制不良的社会风气，为孩子成长成才创造健康的社会环境。

2. 儿童多动症的预防措施

（1）孕妇应保持心情愉快，营养均衡，避免早产、难产及新生儿窒息。

（2）注意防止小儿脑外伤、中毒及中枢神经系统感染。

（3）关心体谅患儿，对其行为及学习进行耐心的帮助与训练，要循序渐进。

（4）进行个性化教育，注重激励，配合心理疏导，对动作笨拙的儿童可进行感觉统合训练。

（5）加强管理，防止攻击性、破坏性及危险性行为发生。

（6）保证患儿合理营养，避免食用有兴奋性和刺激性的饮料和食物。

（7）家庭和谐温馨，让孩子在轻松愉快中度过快乐的童年。因材施教，不要拔苗助长，从小培养良好的学习习惯。

3. 儿童多动症与家庭因素的研究发现

家庭因素对多动症的发生、发展和结局都有一定的影响。多项研究显示，多动症儿童的家庭有明显的矛盾性和较低的亲密度、情感表达和知识性，家庭功能的娱乐性、组织性差，父母关系不和、管理方法粗暴、父母及老年人对待孩子的态度不一致。父母亲的精神问题、矛盾冲突、烟酒嗜好等是多动症的高危因素；影响家庭中亲子关系的相关因素，如父母的社会经济阶层、智力、教育水平，儿童的躯体或心理发育水平等都会影响儿童与父母的关系，导致或加重多动症的发展。家庭的自然环境等因素也对本病有影响。李雪荣等在分析了814例多动症患儿后，发现12.4%患儿有家庭环境不良，如父或母死亡，离婚或不和等；48.5%患儿的父母教育方法不当，如粗暴打骂孩子、溺爱、冷淡、歧视等；48.7%患儿的老师教育方法欠妥，如讨厌、放任自流、粗暴、歧视等。全国22个城市协作调查组研究报告，父母教育方式是对儿童行为问题最具影响力的因素之一。研究显示父母打骂、溺爱等不良教养方式和母亲吸烟、饮酒等不良行为与儿童多动症的发生有密切的关系；而允许孩子独自做事、注意培养其独立意识等，具有这样积极行为的家庭儿童则不易患儿童多动症。

4. 儿童多动症与社会心理因素的研究发现

社会心理因素在儿童多动症的病因中所起的作

用不容忽视，不良的社会环境、破裂的家庭、经济过于贫困、住房过于拥挤、父母性格不良或有其他心理障碍者，长期寄养于不良条件的家庭、家庭成员的健康较差等，均可构成本病的不良因素。Ratter通过对Wight岛和伦敦两个不同地域的流行病学研究，阐述了儿童心理卫生和环境因素的关系，发现严重的婚姻不和、低社会阶层、大家庭、父母犯罪、母亲的精神障碍、不良养育环境等是危害儿童心理健康的六个危险因素，这些不良因素不是单单哪一个因素起作用，而常常是共同作用引起心理障碍，有着两个危险因素的儿童，发生心理问题的概率增加4倍，当存在四个危险因素时，发生心理问题的概率增加10倍。对本病的追踪研究发现成年后可以出现各种心理障碍和功能损害，不良环境因素对本病的结局起着重要作用。发现这些因素，并予以早期干预，是本病康复的主要手段之一。

四、药食宜忌

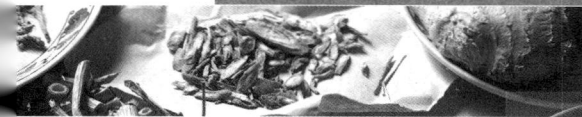

（一）用药禁忌

1. 使用中枢兴奋剂的注意点

（1）不是所有诊断为多动症的儿童均需服用中枢兴奋剂。

（2）使用中枢兴奋剂不是依据多动症病因和发病机制，而是根据对中枢兴奋剂有效的症状（如不安静、注意力不集中、与同伴关系不良、学习成绩差等）加以考虑的。

（3）用药剂量要注意个体差异，一般从小剂量开始，逐渐加量，若足量治疗1个月未见好转者，可换用其他药物。

（4）是否需继续服用中枢兴奋剂，应根据疗效，如疗效满意，维持3个月以上，可考虑减量或停药观察。

（5）小于6岁的患儿禁用中枢兴奋剂。

（6）对青少年和成人应视病情轻重程度、学习、适应和工作能力而定。除非有明显的用药指征，原则上对青春期少年不宜使用，因本药有使躯体发育迟滞的副作用。

（7）那种认为多动症儿童随着年龄增大而症状自然消失，坚决不服用中枢兴奋剂以免损伤大脑的说法，是不正确的。由于多动症会妨碍心身发育，影响学习，造成自尊心低下和品行障碍等，其不良后果多难以弥补，所以要权衡得失。

2. 中枢兴奋剂的副作用

多动症用中枢兴奋剂进行治疗，其副作用最常见的是食欲减退、恶心、腹痛、上腹部不适、呕吐、头晕；其次为心率加快、精神紧张、失眠及过敏反应，如皮疹、荨麻疹、发热、关节痛、剥脱性皮炎等；个别还可出现头痛、心悸、心律不齐、谵妄、运动障碍、恐惧等神经精神症状。

3. 中枢兴奋剂的禁忌证

中枢兴奋剂有加重抽动症状及诱发抽动的可能，因此，伴有抽动障碍、焦虑症、抽搐及癫痫的患儿应该慎用或不用。禁用于精神分裂症、心律不齐、青光眼、甲亢。此药不能与单胺氧化酶抑制剂合用。用过单胺氧化酶抑制药物者，至少停药半个月后才能服用本药。本药能使多动症患儿的学习成绩明显提高，主要是由于改善注意力及减少多动，使教育易于收效，但对于单纯的学习无能或智力低下患儿的学习成绩不佳，毫无裨益，故不可滥用。

4. 托莫西汀的不良反应

托莫西汀的不良反应主要为食欲减退、恶心、呕吐、嗜睡等。服用时注意肝功能变化。同时，对闭角型青光眼患者禁用。也不可与单胺氧化酶抑制剂合用。

5. 中药的副作用

中药以植物药为主，有少量的矿物药和虫类药，取之天然，潜在副作用较少，或者不影响继续治疗。"药之害在医不在药"，含有毒性的中药虽有，但是，在中医药理论指导下使用，从古至今一直发挥着不可替代的作用；只要辨病辨证准确，药物配伍得当，即可化毒为利。但如果中医医生辨证不准，或施治不当，或个体对中药的反应不同，在治疗过程中也可能会出现短时间的不良反应，如食欲减退、嗜睡、轻微腹痛腹泻等，一般不影响治疗。最近，我们对几十年来中医药治疗多动症的作用和副作用进行了系统的分析总结，发现中医药可能产生以下副作用：食欲减退或厌食、恶心呕吐、腹痛、腹泻、便秘、失眠、体重不增、出汗、视力模糊等。

中药一般是患者从医院或药房购得，不同的药材来自不同的生产商，在种植、采集、炮制过程中，如果没有经过严格的质量控制，少数中药可能存在微生物污染、重金属、农药残留、化学物质污染等问题，应当引起重视。

（二）饮食宜忌

1. 多动症儿童应选择的食物

建议经常给孩子进食下列食物：

（1）补充必需脂肪酸（EFA）：EFA 是提供脑细胞相互交流信息所必需的前提物质，EFA 低的多动症患儿易出现行为问题。

（2）补充必需氨基酸：现有研究认为多动症是中枢神经系统 3 种神经递质失衡，导致兴奋性氨基酸（色氨酸、谷氨酸、门冬氨酸、苯丙氨酸）/抑制性氨基酸（γ-氨基酸和氨基乙酸）比例降低。

（3）补充维生素：维生素 B_6、维生素 B_1、烟酰胺能增加 5-羟色胺水平，控制多动症状。

（4）补充微量元素：多动症儿童常伴有镁、锌、铁缺乏，95% 患儿补镁后症状减轻；锌可提高精神兴奋剂治疗效果；铁是儿茶酚胺分解代谢的辅酶。在多动症的治疗中起一定作用。

建议多吃蛋白质、卵磷脂、维生素及含铁、锌丰富的食物：如牛奶、鸡蛋、大豆、瘦肉、动物肝脏、心脏、禽血、大枣、鸡蛋、花生仁、核桃仁、黑芝麻、木耳、海带、鱿鱼、小鱼、小虾、骨头汤等。

2. 多动症需要的富含微量元素的食物

结合国内外相关文献的报道，我们认为多动症儿童常常缺乏锌、钙、铁、镁等微量元素，并伴有铅的过剩。根据相关报道，含锌较多的食物有：牡蛎、芝麻、核桃、牛肉、豆制品、花生、杏仁、动物肝脏等。含钙较多的食物：豆制品、核桃、花生、骨头汤、牛奶、酥鱼、蟹、海藻、海带等。促进排铅的食物有：芹菜、菜花、小白菜、油菜、猕猴桃、大枣、柠檬、黄瓜、海藻、瘦肉、牛奶、大豆、木耳等。含铁较多的食物：动物肝脏、蛋黄、腐竹、油菜、菠菜、大豆、芝麻、大枣、草莓、黑木耳、蘑菇、黄花菜、海藻、禽血等。家长应根据患儿情况，合理补充相关食物。

3. 多动症儿童不宜吃的食物

有学者报道，过多食用食物调味品或调色剂、食品添加剂、受污染的食品是引起多动症的病因之一。尽管后期报道证实多动症与这些因素并无直接关系，但我们仍认为合理饮食对儿童健康是非常重要的。根据相关的报道，认为下列食物是要慎用的：

（1）受铅污染和含铅量高的食物，如贝类、大红虾、向日葵、莴苣、甘蓝、皮蛋、爆米花等，这类食物会影响视觉运动、记忆感觉、形象思维进而发生行为改变；少吃含铝的食物，如油条等，食入过多此类食物可导致智力减退、记忆力下降，诱发多动。

（2）控制挂面、糕点、猪肉松、鸭掌、驴肉、淡菜、贝类、奶酪、腐竹、豆腐皮、南瓜子仁等，因其含色氨酸或络氨酸较高，可出现多动现象。

（3）苹果、柑橘、西红柿、杏、橙子等营养价值虽高，也要控制摄入量，因其含有甲基水杨酸类多，过食可影响神经传递信息，加重多动。

（4）动物蛋白摄入过多，正常所需量是 $2\sim3g/kg$，服用过量时，其分解代谢产物——含氨的化合物会引起儿童烦躁不安和好动。

（5）糖果、含咖啡的饮料、巧克力、苏打汽水、高脂肪食物；添加人工色素、防腐剂会对儿童神经传导产生影响，导致冲动、注意力不集中。

五、医患互动空间

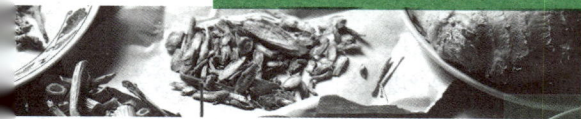

（一）专家答疑

1. 孩子多动就是多动症吗？

多动或曰好动是儿童的天性，这是因为孩子维持注意力的时间较成人短，加之自控力较成人差，所以一般来讲，孩子比成人多动。孩子通过"动"从外界获得尝试，获取知识。只要"动"得不太过分，符合其年龄生长发育水平，能在需要安静的场合下安静一会儿，那么这样的多动是正常的，就不是病态，也就不能诊断为多动症。多动不等于多动症。如果表现与其年龄发育水平不相称的活动过度，行为失控，影响到学习、人际关系、社会适应能力等，甚至出现对抗、攻击、反社会或走向犯罪道路，则不应再解释为正常现象，这时要考虑为多动症。在多动症的诊断条目中要注意"经常""常常"这两个词，不能只看其内容表述；同时，注意缺陷、多动/冲动必须发生在两个场合以上（如家里、学校、医院、学习或工作场所，与朋友或亲戚相处时，在从事其他活动时）；这些症状必须持续6个月以上，且与其发育水平不相称，有明显的学业和社会功能的损害。由于多动症缺乏具有鉴别意义的病因学或病理学改变，可以作为辅助诊断的客观体征和实验室指标也很少，因此，本病的诊断需严格按照诊断标准进行，力避诊断的扩大化，防止把正常儿童的好动诊断为儿童多动症。

2. 如何区分多动症儿童与顽皮儿童？

活泼、好动是儿童的天性，尤其是男孩，调皮爱动、对陌生环境和新鲜事物存在好奇心，其与多动症患儿的表现很相似。但二者存在以下区别：

（1）多动与兴趣的关系：顽皮儿童注意力与兴趣有关，虽好动，但遇到感兴趣的新鲜事物时，不仅聚精会神地去听、去看、去做，还讨厌别人干扰；而儿童多动症的多动与兴趣无关，由于存在注意力缺陷，即使非常感兴趣、新奇的娱乐活动及游戏也无法长时间集中注意，玩什么都是心不在焉。

（2）多动、冲动能否自控：顽皮儿童有自控能力，在严肃陌生的环境中能约束自己，能够根据奖惩及非奖赏性信号及时抑制自己的冲动。而多动症患儿由于存在反应抑制缺陷，不能根据奖惩及非奖赏性信号及时抑制自己的冲动，表现为坐不住，静不下来；行为不分场合，不顾后果，只要有人挑动，就会盲目行事，无法自制；自知不对，屡教不改；易上当受骗，不顾安危，发生意外。

（3）顽皮儿童虽然爱动，但没有社会功能受损，学习成绩和与小伙伴交往均正常，他们的多动常常是在环境允许的时间和地点，能够有效控制自己，好动常出于某种动机，要达到某种目的有计划有安排，坚持始终，不像多动症患儿行为冲动，做事有始无终，杂乱无章，虎头蛇尾，目的不明确，后果不考虑。

（4）顽皮儿童有时出现注意力不集中，但大部分时间仍能集中注意力，正常学习，为了贪玩，常草率地迅速完成作业，并不拖拉，能遵守纪律，上课一旦出现小动作，经指出即能自我制约而停止。多动症患儿常作业拖拉，不能按时完成作业，不能遵守纪律，自我控制力差。

3. 多动症是神经性疾病吗？

儿童多动症是一种心理行为疾病，不认为它属于神经性疾病。此病的确切病因尚不完全清楚，目前认为与遗传、环境、社会及脑的功能和结构异常等多种因素有一定的关系。此病的主要表现为注意力不集中、多动、冲动等行为异常，其在临床体格检查中无明显的神经系统阳性体征，其他各种神经系统的辅助检查也无固定的、明显的异常发现，因此，目前不认为它属于神经性疾病。

4. 多动症会自愈吗？

这是多动症儿童的家长非常关心的一个话题。

早期对该病的研究发现随着年龄的增长，孩子的"多动"症状越来越少了，因此就认定多动症只是儿童期的疾病，是一种自限性疾病，长大后会自然痊愈。

但近年来的研究发现，多动症的预后并不乐观。其实孩子的"多动"症状并没有完全的消失，只是随着年龄的增长，他们会掩饰自己这种不符合社会习俗的行为。并且，即使多动症状减轻，其他如注意力不集中、冲动等不一定有明显的改善。这些症状常持续到成人阶段，甚至可能终身存在。所以一旦确诊为多动症，一定要接受连贯的综合治疗和调护，包括药物治疗、特殊教育、心理治疗等，且治疗周期较长，甚至长达几年，这样才有可能获得较好的疗效。

5. 多动的儿童需要药物治疗吗？

好动是儿童的天性，人们总把小儿活动视为活泼可爱。但儿童活动过多、过度就称为多动。多动的儿童是否都需要药物治疗呢？这不能一概而论。如在婴儿期，活动过多，容易哭闹；会走路后，小儿总是不停地跑跑跳跳；学龄前期，在幼儿园也不能安静地听老师讲课，甚至影响课堂秩序等。这些孩子的多动表现，只要没有影响到小儿的学习效果及正常生活和行为，可由家长及幼儿园教师做适当引导、教育和纠正，培养他们养成良好的学习和生活习惯，一般不主张用药物治疗。当儿童开始上学后，如仍有多动，注意力不集中，并有学习困难或行为障碍，而诊断为多动症时，才需要给予药物治疗。

6. 多动症能治愈吗？

目前治疗多动症的方法很多，但遗憾的是，迄今为止仍没有一种方法可以完全治愈多动症。

临床中常用的中枢神经兴奋剂，据报道对70%左右的多动症儿童有效，但其也是治标不治本，一旦停药，症状容易反复。但值得欣慰的是，虽然多动症不能治愈，但如能获得连贯的综合治疗，如心理治疗、行为治疗、药物治疗等，是可以影响到多动症的结局，改善预后，帮助多动症患儿顺利度过18岁之前的困难时期，减少其生活和学习困难，提高文化素质和道德修养，顺利步入社会。

7. 儿童多动症的预后如何？

近年来，相继有学者对儿童多动症到青春期缓解这一观点提出挑战，他们认为，到青春期后，症状并未缓解，只是表现形式发生了变化。仍然有与年龄不相称的表现，尽管活动过多减轻了，但注意缺陷仍存在。他们提出，儿童多动症不只是一个儿童时期的问题，它还会影响到成年以后的未来。澳大利亚学者通过对1292例违法犯罪少年的调查，发现有978例在学龄期诊断儿童ADHD，占违法犯罪少年的75.53%，从而提示多动症患儿易发生心理障碍、品行障碍，甚至违法犯罪。如果得不到及时有效的治疗，多动症患儿由于注意缺陷，可出现学业受挫，接受高等教育的概率降低；工作能力差，由于爱冲动，与上级相处的关系差；可出现各种精神障碍，如反社会性人格发生率为12%～23%，大约是对照组的6倍。重症抑郁症的发生率占27%，是对照组的2.2倍，物质滥用率为12%～16%，是对照组的3～4倍。此外，还有逐渐恶化的社交能力和自尊心、自信心下降。另外，尚可有异性交往不良，交往异性的年龄早于对照组，性伙伴较多，患性传播疾病也较多。本病如果能够得到积极有效的治疗，可望改善多动症患儿日后的结局。

8. 多动症孩子能成才吗?

多动症儿童在某些方面有弱势，但在某些方面有明显的强势；如果根据孩子的特长加以引导，反而可以化弱势为优势。多动症儿童富有一定的创造力与活动力，解决问题能力较强，他们的大脑如果经正确的引导与开发，就会对自己感兴趣的事情，表现出很强的创造力，同时会以旺盛的精力、探索的欲望去努力解决遇到的问题。在孩子运动时，不要盲目地制止孩子运动，最好有意识地培养孩子的技巧和能力，正面引导，满足孩子的运动需求；多动症儿童过多的精力得到有效释放后，反而能集中注意力做其他事。多动症儿童还具有其他一些潜在的优势，如富有喜剧天分；面对困境与挑战，更能表现出能屈能伸；直觉敏锐等。

多动症儿童得到充分有效的治疗及引导后，他们的优势就会渐渐显露：学习成绩上升，兴趣广泛，朝气蓬勃等。国外的追踪研究表明：多动症儿童长大成人后，在选择就业上也有一定的优势，比如那些耗费精力较多的职业（计算机软件制作、销售、艺术家或科学家等）。多动症患儿中，不乏艺术家、电影制作人、剧作家等，如艺术家达·芬奇、毕加索，文学家海明威，音乐家莫扎特、贝多芬，演员金·凯瑞、汤姆·克鲁斯，运动员"飞人"乔丹、"飞鱼"菲尔普斯，比尔·盖茨，科学家爱因斯坦、牛顿，等等。虽然多动症与成为名人没有直接因果关系，但是客观事实表明：多动症儿童也能成才。因此，希望全社会和家长不要轻视多动症的孩子，要正确引导与治疗，让多动症的孩子发挥他们自身的优势和潜力。

9. 多动症使用中枢兴奋剂治疗会成瘾吗？

多动症属慢性疾病，需要长期服药，因此许多家长担心长期服药会成瘾。事实上"药物成瘾"是指长期服用某种药物后产生的诸如欣快感、情绪高涨等异常感觉，以至于形成对该药物的强烈依赖，明知继续服药会产生可怕后果，却依然强迫性地去寻求药物并继续服药，同时停药后会产生戒断反应。但中枢兴奋剂用于治疗多动症，不会产生欣快感、情绪高涨等异常感觉，停药后症状可能反复，但不是成瘾现象。

10. 为什么近年来儿童心理行为问题突出？

随着社会经济的快速发展，现代化、数字化、网络化等进程的加快，人们心理上、生活上等经受着强烈的冲击与压力，人们的世界观、价值观、人生观都发生着变化，在教育儿童观念、方式上均发生转变，儿童过早地被迫接受各种训练、家长的期望、激烈的竞争等，身心受累；其次，社会环境如环境污染、噪音污染及封闭的生活条件等给儿童的身心发展增添了很多负性影响；最后，现代家庭中几乎都是独生子女，在全家人呵护中成长，心理素质相对脆弱，心理受挫能力较差。在上述综合因素作用下，儿童心理行为问题逐年升高，近年来已引起了社会及医学界的重视。

11. 孩子玩电子游戏注意力集中，做作业注意力不集中，这是为什么？

注意是人的心理活动对某一对象有选择地集中，其基本特征是指向性和集中性。分为无意注意（不随意注意）与有意注意（随意注意）。多动症儿童是主动地随意注意障碍，在注意的集中性、稳定性和选择性等方面异常。多动症儿童玩电子游戏、看动画片时可以集中相当长的时间，那是由于电子游戏、动画片对注意力的要求很短，画面不断变化，每一幅画面都新鲜刺激，吸引孩子的注意力。而做作业相对枯燥，需要有意注意，才能完成。故不能就此认为其注意力没有问题。

12. 儿童多动症与抽动症有哪些异同？

因为两种疾病简称只有一字之差（分别为多动症和抽动症），所以有些家长往往容易将两者混淆。儿童多动症与抽动症均属于神经发育障碍性疾病，都是至今病因和发病机制尚未完全明确的疾病，但多动症和抽动症是两种不同的疾病。儿童多动症主要表现在注意缺陷、活动过多及冲动的行为异常。

抽动症，西医病名为抽动障碍，是一种于儿童和青少年时期起病，主要表现为不自主、快速的、无目的的一个部位或多个部位肌肉运动性抽动或发声性抽动，并可伴有多动、注意力不集中、强迫性动作和思维或其他行为症状。根据临床特点分为：短暂性抽动障碍；慢性运动或发声抽动障碍；Tourette综合征三种类型。其临床特征有：

（1）抽动多样性：抽动是一种不自主、无目的、快速、刻板的肌肉收缩，运动性抽动是指头面部、颈肩、躯干及四肢肌肉不自主、突发、快速收缩运动，常见形式有眨眼、翻白眼、挤眉弄眼、吸鼻子、耸鼻子、噘嘴、舔嘴唇、张口、耸肩、摇头、点头、甩手、吸肚子、踢腿等；发声性抽动是口鼻、咽喉及呼吸肌群的收缩，通过鼻、口腔和咽喉的气流而发生，常见形式有清嗓子、喉中怪声、咳嗽声、喊叫声、吐唾沫，重复语言、模仿语言、秽语等。

（2）发作波动性：抽动症状常常时好时坏，可暂时或长期自然缓解，也可因某些诱因而加重或减轻。常见加重抽动的因素包括紧张、焦虑、生气、惊吓、兴奋、疲劳、伴发感染、被人提醒等。常见减轻抽动的因素包括注意力集中、放松、情绪稳定等，入睡后抽动消失。抽动可有高峰和缓解期交替出现的现象。

（3）慢性反复性：抽动症病程长，部分患者症状消失后很长时间，在环境、心理等多种因素影响下，症状又可能出现，易波动反复。根据以上特点，抽动症与儿童多动症不难区别，但抽动症患儿常常共患多动症，儿童多动症患儿也常共患抽动症。

13. 儿童多动症和抽动症治疗有什么不同？

儿童多动症和抽动症常常共患起病，但两者在治疗上存在不同，儿童多动症的治疗在前面已经具体阐述。儿童抽动症的治疗应以及时的综合治疗，包括药物治疗、心理治疗、饮食调整和环境治疗为原则。目前国内抽动症的药物治疗主要是针对症状的治疗，如经典的氟哌啶醇、硫必利、可乐定，以及非典型抗精神病药利培酮、喹硫平、奥氮平、阿立哌唑、齐拉西酮等，但这些药物往往都存在过度镇静、乏力、头痛、口干、易激惹等不良反应。中医药包括中药、针灸等疗法，在治疗儿童抽动症方面具有效果好、不良反应少的特色和优势，逐渐成为患儿家长信任的治疗手段。对于儿童多动症和抽动症共患发病的患儿，应认真分析以哪种疾病为主，选用相应的治疗措施。也有研究提出对于儿童多动症共患抽动症患儿可首选托莫西汀，应避免使用盐酸哌甲酯。

14. 中医药治疗儿童多动症有什么特色优势？

中医药是以辨证论治和整体观念为指导思想的，对不同患儿采用个体化治疗，体现了中医"因人、因时、因地"的三因制宜观念。中医药对ADHD的治疗以临床控制为目标：即患儿不再被诊断为ADHD、症状最小化或无症状，并且获得在学业、行为、情感、社会功能等方面的改善。而中医学作为一个特殊的治疗体系，包括中草药、针灸、推拿、食疗等多种治疗方法，可以通过多靶点、多水平、多途径对多动症儿童进行个体化治疗，具有其特色优势：①中医学单一手段或多种治疗方法联合使用，以改善多动症儿童的多动、冲动及注意力缺陷等核心症状，减轻患儿可能存在的记忆力障碍、学习成绩低下等伴发症状。②中医药与西药联合使用，增强西药的治疗效果；或在症状适当控制的基础上，通过引入中医药各种疗法，以巩固西药治疗效果，以有计划而安全地减少西药用量或停药、缩短疗程，同时又降低复发率。③中医药与西药同时或先后使用，减少或避免西药可能导致的食欲减退、睡眠障碍、恶心呕吐、药物依赖、心率增加等不良反应。④中医医生通过准确辨病辨证，运用中草药"君臣佐使"理论配伍组方，或选择适当针灸、推拿手法，减少或避免中草药可能的毒副作用及针灸和推拿的不良反应。⑤中医药取效较慢，但副作用少，且疗效维持时间长，减少疾病复发。⑥中医药相对低廉，可以降低医疗费用，节省有限的医药资源，更容易让低收入群体接受。中医通过中草药、针灸、推拿、食疗等治疗方法的使用，从整体观念出发，调整患儿体质，延缓病情进展，减轻症状，最大限度地提高患儿生活质量。

15. 静灵口服液适用于哪一证型的多动症？

静灵口服液是从古方六味地黄丸加减来的，是专用于治疗儿童多动症的中成药，适用于治疗肾阴不足、肝阳偏旺证的多动症。其主要药物有：熟地黄、山药、女贞子、五味子、茯苓、丹皮、泽泻、远志、龙骨等。其功效是：滋阴潜阳，宁神益智。每支10ml。服用方法：3～5岁，每次5ml，每日服2次；6～14岁，每次10ml，每日服2次；15岁以上，每次15ml，每日服3次。每个疗程30天，连服2～3个疗程。服药期间忌吃辛辣刺激之品，感冒发热时停服。

16. 小儿智力糖浆适用于哪一证型的多动症？

小儿智力糖浆是以《千金方》中孔圣枕中丹为

主方进行加减来的，也是专用于治疗多动症的中成药，适用于心肾不足、肝阳偏亢证的多动症。其主要药物有：龟甲、龙骨、远志、九节菖蒲、雄鸡。其功效是：调补阴阳，开窍益智。每支10ml。服用方法：每次10～15ml，每日3次。

17. 小儿黄龙颗粒适用于哪一证型的多动症？

小儿黄龙颗粒是由熟地、白芍、麦冬、知母、五味子、煅龙骨、煅牡蛎、党参、石菖蒲、远志、桔梗等组成的中成药，具有滋阴潜阳、安神定志的功效，专用于注意缺陷多动障碍，中医辨证属阴虚阳亢或肝肾阴虚证者，症见多动不宁，神思涣散，性急易怒，多言多语，盗汗，口干咽燥，手足心热等。每袋5克，温开水冲服。4～9岁每次1袋，每日2次；10～14岁每次2袋，每日2次。

18. 儿童多动症为什么强调早期干预？

儿童多动症主要有注意障碍、多动、冲动三大症状，给儿童带来的不良影响是：学习困难、注意力不集中、学习成绩每况愈下，影响成才。部分患儿产生对立违抗障碍，不服从管教、和成人顶嘴、对挫折的耐受力差，一点小事就发脾气，常怨恨别人。出现品行障碍，如旷课、逃学、说谎、偷窃、打架等，有的甚至走上违法犯罪的道路。因此要强调早期干预。

由于该病病因比较复杂，症状涉及面广，其治疗应采取综合性干预措施：首先要提高家长和老师对该病的认识，正确对待孩子，并与医师相互配合，及早矫正孩子的不良行为。其次是心理治疗，对症状较轻的儿童可通过行为疗法进行矫治，加上生物反馈治疗及注意力训练，以期改善多动行为。对于症状较重的，在药物治疗时应配合心理治疗，以便巩固疗效；对于家庭教育不良等问题，要进行有针对性地心理咨询和家庭治疗，对于在学习等方面已受到严重损害的重症患儿，要加用药物治疗。同时，社会各方面要积极配合对儿童多动症进行早期干预，这是治好该病的关键。

19. 多动症儿童能够进行家庭治疗吗？

孩子作为家庭中的一员，其言行与其他成员之间是相互影响的，孩子出了问题，反映出家庭中的问题，如亲子关系不正常、家庭教育不科学等。对多动症患儿的治疗，不能仅限于孩子本人，而应采取系统的家庭治疗。

家庭治疗是心理治疗的一种形式，是治疗青少年心理行为疾病的一种新技术，通过在家庭成员内部相互关心、谅解、促进感情的做法，纠正其心理病态，改善家庭功能，产生治疗性的影响。家庭治疗的主要目的在于：①给父母必要的指导，如多动症性质、病因、病程、治疗、预防及预后等知识的讲解，帮助患儿家长正确认识多动症疾病，使父母理解患儿的症状、行为及心情，树立治疗信心，加强心理承受能力。②协调和改善家庭成员间关系，尤其是亲子关系，找出建立良好关系的方法，有效地避免与孩子之间的矛盾和冲突，和谐地与孩子相处和交流。③帮助家庭保持和睦、宽松和充满希望的情绪，克服悲观失望的心情。④教会家长正确的教育方法，掌握行为矫正的方法，并用适当的方法对患儿进行行为方面的矫正。据国外报告，家庭治疗儿童多动症取得了良好的效果，70%的患儿治疗后有明显的改善，而且，此方法对其他心理行为问题、学习问题、亲子关系问题也有很好的效果。

20. 儿童多动症为什么需要长期治疗？

（1）多动症是一种常见的儿童精神行为疾病，对孩子的各种影响也会伴随其一生。虽然多动症常见于学龄儿童，但有部分的临床症状会持续到青春期，甚至到成年，如冲动的个性等。

（2）任何一种精神行为疾病在目前的医疗水平上都不能根治，所以，目前的各种治疗多动症方法都不能使这个疾病彻底痊愈。如果治疗时间短的话，就不可能有长期、确切的治疗效果。

（3）尽管核心症状的改善在短期内可以看到，但家长所关心的学习成绩的提高也是需要经过一段时间的治疗，儿童养成良好学习习惯后才能体现出来的。

（4）儿童情绪和社会功能的发展对儿童的长期生活质量也具有极其重要的意义。这些方面的改善都需要经过相对长期的治疗才能体现出来，目前，国内外学者一致认为，儿童多动症需要长期治疗，才能取得满意的治疗效果。

21. 如何正确评价药物的治疗效果？

可以从以下几方面进行评价：

（1）注意力：服药后上课能否认真听讲，回到家里做作业是否专心，抗干扰情况、主动性、作业完成情况、完成时间、正确率怎样；是否注意听别人讲话，生活秩序性、物品管理怎样。

（2）多动：服药后无序的动作是否减少，上课时小动作、废话是否少了，能否安静地做作业。

（3）冲动：服药后冲动是否得到改善，有无抢话、插话、突然行为，需要等待时耐心怎样；是否还容易发脾气、吵嘴、打架。

（4）情绪和社会交往变化：情绪、与伙伴和家人交往是否改善。

（5）学习成绩的变化：此项观察需要较长时间，不能将学习成绩的好坏作为评价药物疗效的唯一标准。

（6）副反应的情况：饮食、睡眠是否受到影响；有没有出现不自主动作；有没有其他不适。

（二）名医名院

所在地	医院名称	医院地址	姓名	职称
华北区	北京中医医院	北京市东城区美术馆后街23号 010–52176677	王应麟	主任医师
			张晓霞	主任医师
	中国中医科学院广安门医院	北京市西城区广安门内北线阁5号 010–88001000	韩　斐	主任医师
			王彩凤	主任医师
	北京中医药大学东直门医院	北京市东城区海运仓5号 010–84013276	徐荣谦	主任医师
			王俊宏	主任医师
	北京中医药大学东方医院	北京市丰台区芳星园一区6号 010–67618333	王素梅	主任医师

续表

所在地	医院名称	医院地址	姓名	职称
华北区	天津中医药大学第一附属医院	天津市南开区鞍山西道314号 022-27432299	马 融	主任医师
			魏小维	主任医师
			李宝珍	主任医师
	天津市中西医结合医院	天津市南开区三纬路122号 022-27435025	王玉水	主任医师
	河北省中医院	石家庄市长安区中山东路389号 0311-85990132	倪蔼然	主任医师
	山西省中医院	太原市并州西街16号 0351-4668111	李兰芳	主任医师
东北区	辽宁省中医院	沈阳市皇姑区崇山东路72号 024-31961114	刘 卓	主任医师
			汪淑艳	主任医师
			王雪峰	主任医师
	辽宁省中医药研究院	辽宁省沈阳市黄河北大街33号 024-86802114	郭振武	主任医师
			单翠英	主任医师
	吉林省中医院	吉林省长春市工农大路1478号 0431-85669120	王 烈	主任医师
			刘玉书	主任医师

续表

所在地	医院名称	医院地址	姓名	职称
东北区	吉林省中西医结合医院	长春市朝阳区工农大路43号 0431–86816801	李立新	主任医师
	黑龙江中医药大学附属第二医院	哈尔滨市南岗区果戈里大街411号 0451–87093300	张凤春	主任医师
			何希艳	主任医师
	大庆市中医医院	黑龙江大庆市萨尔图区保健路8号 0459–5865378	徐金星	主任医师
华东区	上海市中医医院	上海市闸北区芷江中路274号 021–56639828	王霞芳	主任医师
			封玉琳	主任医师
			薛　征	主任医师
	上海曙光医院	上海市张衡路528号 021–20256117	张　帆	主任医师
	复旦大学附属儿科医院	上海市闵行区万源路399号 021–64931923	汪永红	主任医师
	江苏省中医院	南京市秦淮区汉中路155号 025–86617141	韩新民	主任医师
			朱先康	主任医师
			张永春	主任医师

续表

所在地	医院名称	医院地址	姓名	职称
华东区	南京市中医院	江苏省南京市金陵路1号 025-86626137	张　骠	主任医师
	江阴市中医院	江苏省江阴市人民中路130号 0510-86882336	李一民	主任医师
	浙江省中医院	浙江杭州市上城区邮电路54号 0571-87068001	俞景茂	主任医师
			陈玉燕	主任医师
			王晓鸣	主任医师
	宁波市中医院	浙江省宁波市丽园北路819号 0574-87089090	董幼祺	主任医师
	安徽省中医院	合肥市梅山路117号 0551-62838661	马新超	主任医师
	江西省中医院	江西省南昌市东湖区福州路9号 0791-86361058	喻闽凤	主任医师
	山东省中医院	山东省济南市历下区文化西路42号 0531-68616861	王立华	主任医师
			毕可恩	主任医师
			张葆青	主任医师

所在地	医院名称	医院地址	姓名	职称
华东区	济南市中医院	济南市市中区共青团路76号 0531-86193114	孟宪兰	主任医师
中南区	河南中医药大学第一附属医院	河南省郑州市人民路19号 0371-66232471	周　正	主任医师
			马丙祥	主任医师
	河南省中医院	郑州市金水区东风路6号 0371-60908747	董志巧	主任医师
	湖北省中医院	武汉市武昌区胭脂路花园山4号 027-88929147	肖代齐	主任医师
			岳维真	主任医师
	湖南中医药大学附属第一医院	湖南省长沙韶山中路95号 0731-85600737	舒　兰	主任医师
	湖南省中医院	湖南省长沙市蔡锷北路233号 0731-84917729	刘贵云	主任医师
	广东省中医院	广东省广州市越秀区大德路111号 020-81887233	杨丽新	主任医师
			杜淑娟	主任医师

续表

所在地	医院名称	医院地址	姓名	职称
中南区	广州中医药大学第一附属医院	广州市白云区机场路16号 020-36591222	李宜瑞	主任医师
			张家维	主任医师
西南区	重庆市中医院	重庆市江北区盘溪支路6号 023-67666120	文仲渝	主任医师
	四川省中医院	四川省成都市十二桥路39号 028-87769903	胡天成	主任医师
			刘小凡	主任医师
	四川省第二中医医院	四川省成都市四道街20号 028-86264390	万　英	主任医师
	云南省中医院	云南省昆明市光华街120号 0871-63632023	李小珊	主任医师
西北区	陕西中医药大学附属医院	陕西省咸阳市渭阳西路副2号 029-33320873	宋启劳	主任医师
	甘肃中医药大学附属医院	兰州市嘉峪关西路732号 0931-8635008、0931-8635667	张士卿	主任医师
			史正刚	主任医师

57检